Das
Herz-fit-Buch

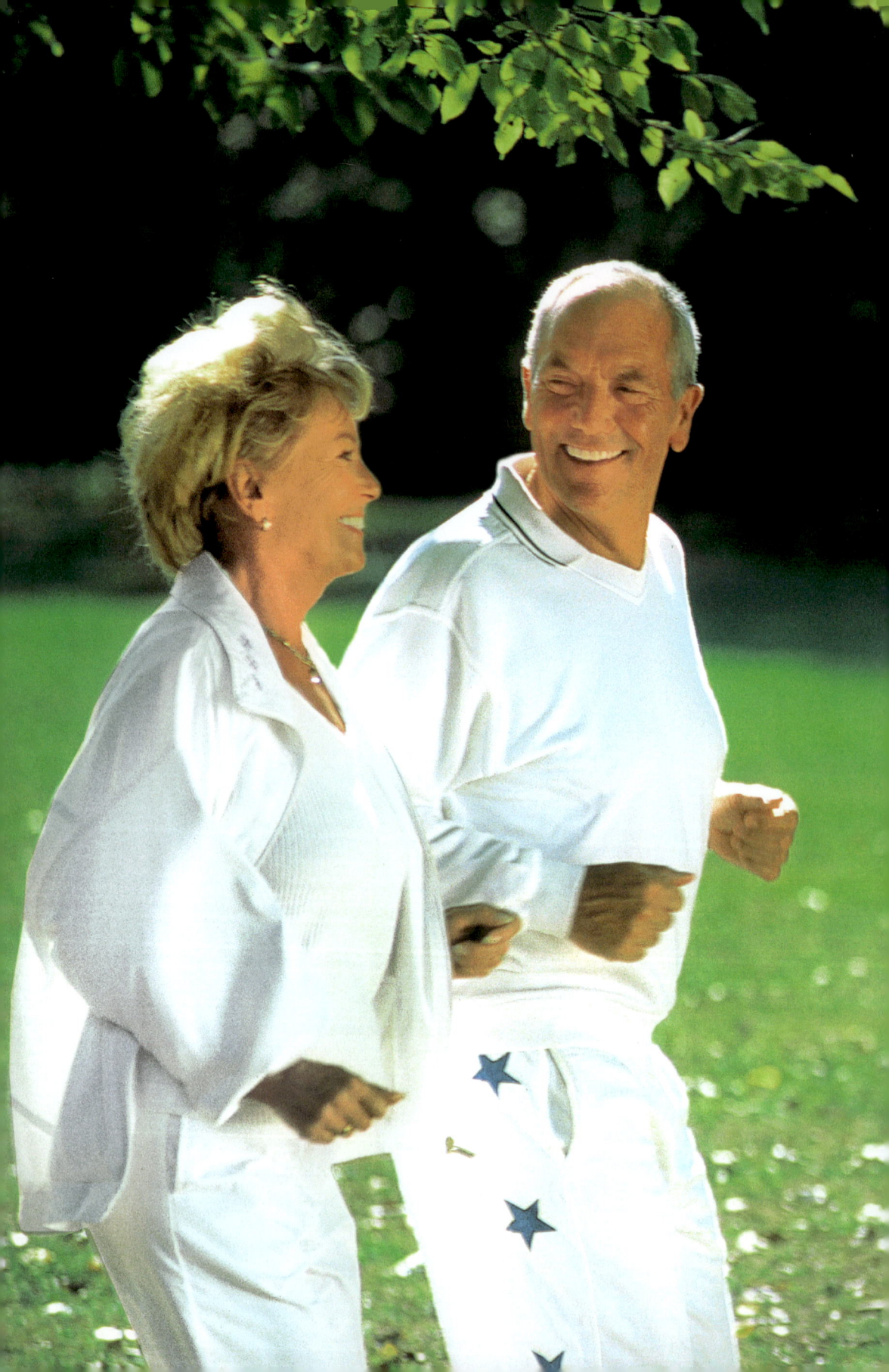

DR. MED. LOTHAR SCHWARZ
DR. MARKUS SCHWARZ

Das
Herz-fit-Buch

So senken Sie Ihr Herzalter

Mit
Herzalter-
Test

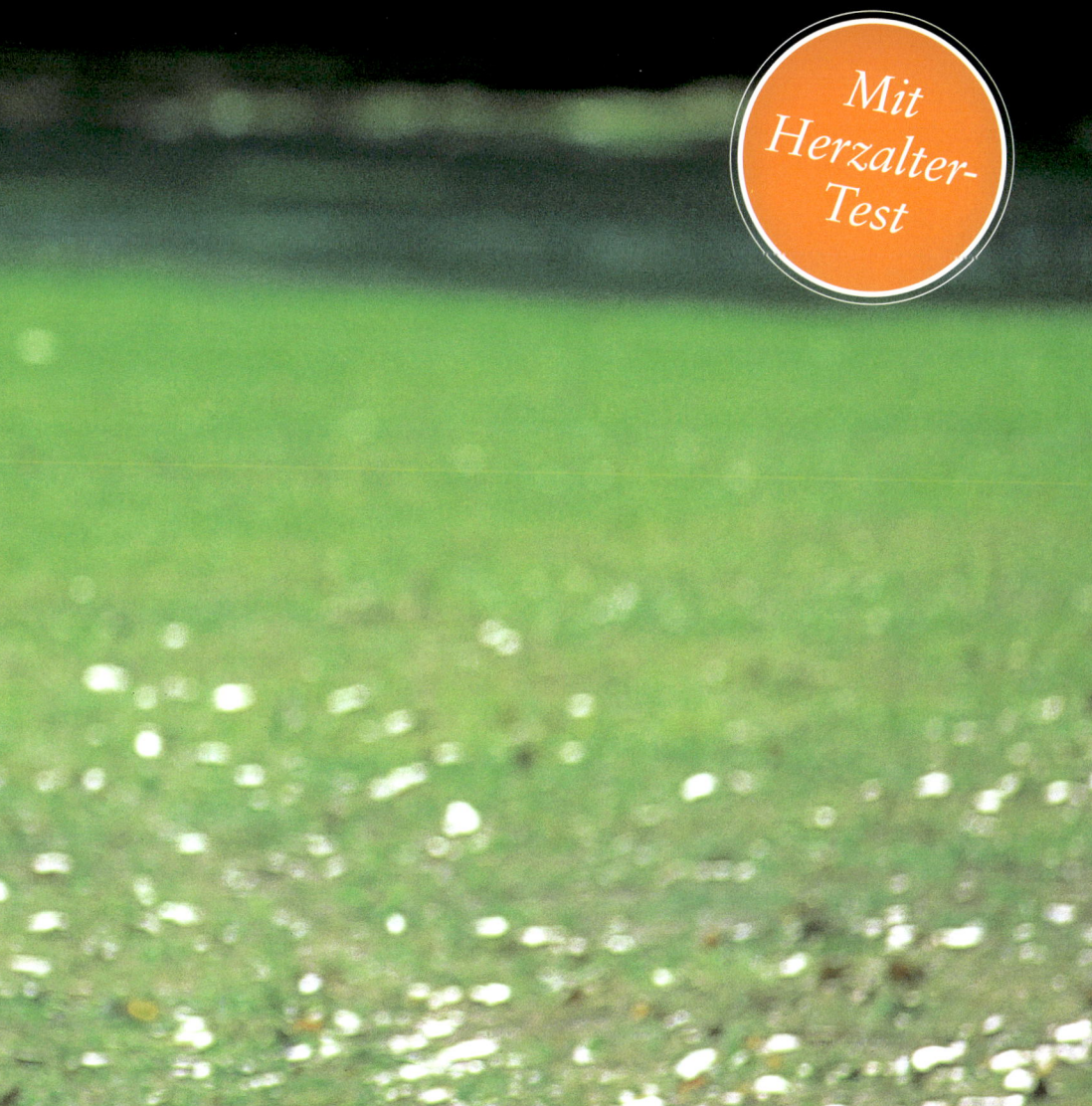

Was Sie in diesem Buch finden

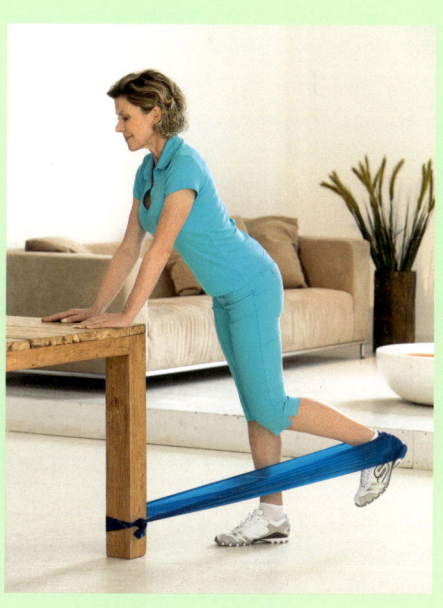

Wenig Umwege – keine Irrwege

Das Streben nach Vitalität ist uns von Natur aus ans Herz gewachsen und fordert aktive, geradlinige Zuwendung.

Dichtung und Wahrheit

In dem bekannten Renaissance-Gemälde »Der Jungbrunnen« hat Lucas Cranach der Ältere vor fast 500 Jahren den vielleicht ältesten Menschheitstraum abgebildet: Vom Alter gezeichnete Individuen steigen auf der einen Seite des Jungbrunnen-Be-

»Multitasking« im Beruf und zu Hause – Fitness und Entspannung bleiben da oft auf der Strecke.

ckens in das Wasser, um kurz darauf auf der anderen Seite in jugendlicher Frische wieder aufzutauchen. Die Suche nach dem verjüngenden Wunderwasser hat heute unter dem modernen Etikett »Anti-Aging« Hochkonjunktur. Der interessierte Kunde wird mit einer Fülle von Produkten konfrontiert und – bewusst oder unbewusst – mehr irritiert als informiert.
Was macht wirklich Sinn und was ist primär Marketing?

Richtung und Bewährtes

Um in diesem Wirrwarr nicht von der Richtung abzukommen und auf teure und zudem nutzlose Irrwege zu geraten, wollen wir Ihnen Orientierung vermitteln. Die logischen und wissenschaftlich nachgewiesenen Zusammenhänge zwischen Altern, Gesundheit, Fitness und Bewegung darf man dabei nie aus den Augen verlieren. Auch wenn einfache und attraktiv erscheinende Angebote nach dem Motto »Jugendlichkeit gegen Pillen« immer wieder vollmundig mit Versprechungen locken, die sie noch nie halten konnten.
In die materielle Altersvorsorge investieren wir ganz selbstverständlich vom ersten Arbeitstag an. Wir verlassen uns aber ausgerechnet bei unserer wichtigsten Lebensgrundlage, der Gesundheitsvorsorge, zu häufig auf andere, anstatt viel erfolgversprechender selbst aktiv zu werden.

Bewegung – richtig dosiert

Biologisches Altern, also der Verlust physischer und psychischer Funktionsreserven mit resultierenden Einschränkungen von Gesundheit und Lebensqualität, ist zu einem großen Teil einfach nur die Folge von körperlicher und geistiger Bewegungsarmut. Im Umkehrschluss ist regelmäßige Aktivität und richtig dosierte Bewegung das beste Rezept, Jugendlichkeit und Dynamik möglichst lange zu bewahren.

Das Entscheidende ist, aus dieser allgemein gültigen Formel die individuell passende Lösung zu finden.

Mit einigen Tests, Analysen und persönlichen Tipps werden wir Ihnen auf diesem Weg weiterhelfen.

Beherzt fitter und jugendlicher

Eine Schlüsselrolle kommt dabei der Stärkung des Herz-Kreislauf-Systems zu, weil es übergeordnet alle Zellen unseres Organismus mit Sauerstoff, dem Anti-Aging-Elixier schlechthin, versorgt. Die beiden Hauptanliegen dieses Buches: Zum einen soll dargestellt werden, warum körperliche Aktivität der wichtigste Baustein zur Stabilisierung von Gesundheit und Wohlbefinden ist. Die zweite Herausforderung ist, Sie Schritt für Schritt zu instruieren, mit diesem Baustoff so umzugehen, dass Lebenskraft und Freude an der Bewegung zueinander finden. Dann sollte garantiert die Zeit und Energie, die Sie investieren, nicht nur Früchte tragen, sondern das Training selbst zu einer angenehmen und entspannenden Gewohnheit werden.

Falsche Erwartungen und wichtige Einschränkungen

Nicht erwarten sollten Sie, dass wir ein schnell und ohne eigenes Engagement wirkendes Wundermittel gegen vorzeitiges Altern anzubieten haben. Und zwar aus einem ebenso einfachen wie guten Grund: Ein solches Mittel gibt es nicht und wird auch in absehbarer Zeit nicht zur Verfügung stehen! Bitte beachten Sie: Dieses Buch richtet sich in erster Linie an Gesunde. Bei bereits bestehenden Erkrankungen, insbesondere des Herz-Kreislauf-Systems, sollten Sie die dargestellten Möglichkeiten der Bewegungstherapie mit dem behandelnden Arzt besprechen.

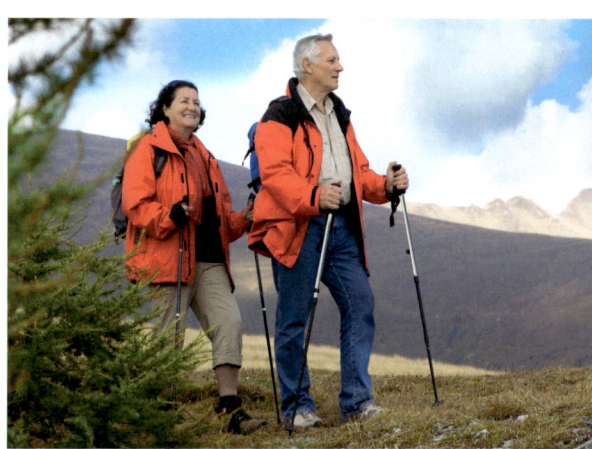

Naturerlebnisse machen körperliche Bewegung zu einem reinen Vergnügen.

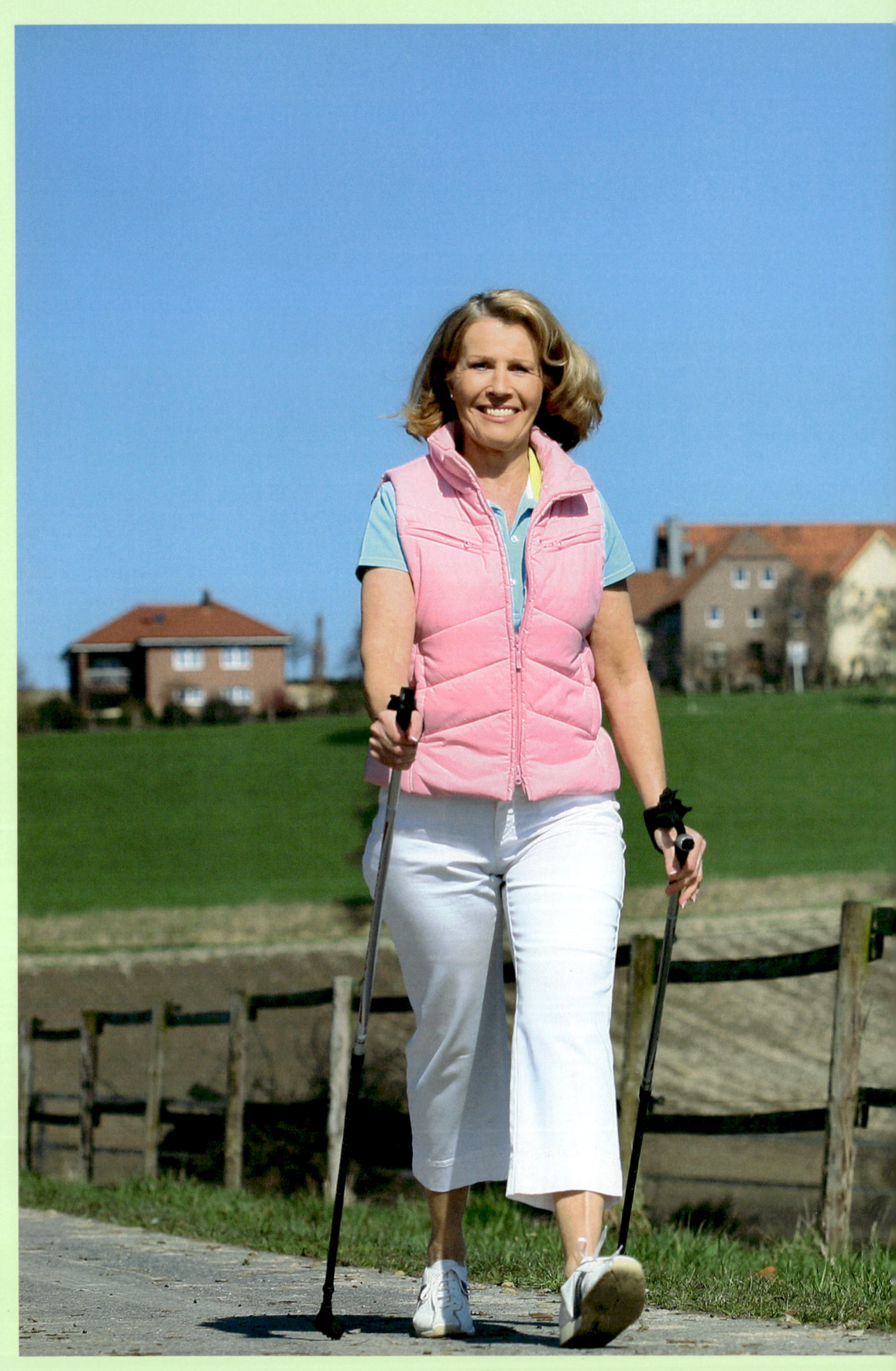

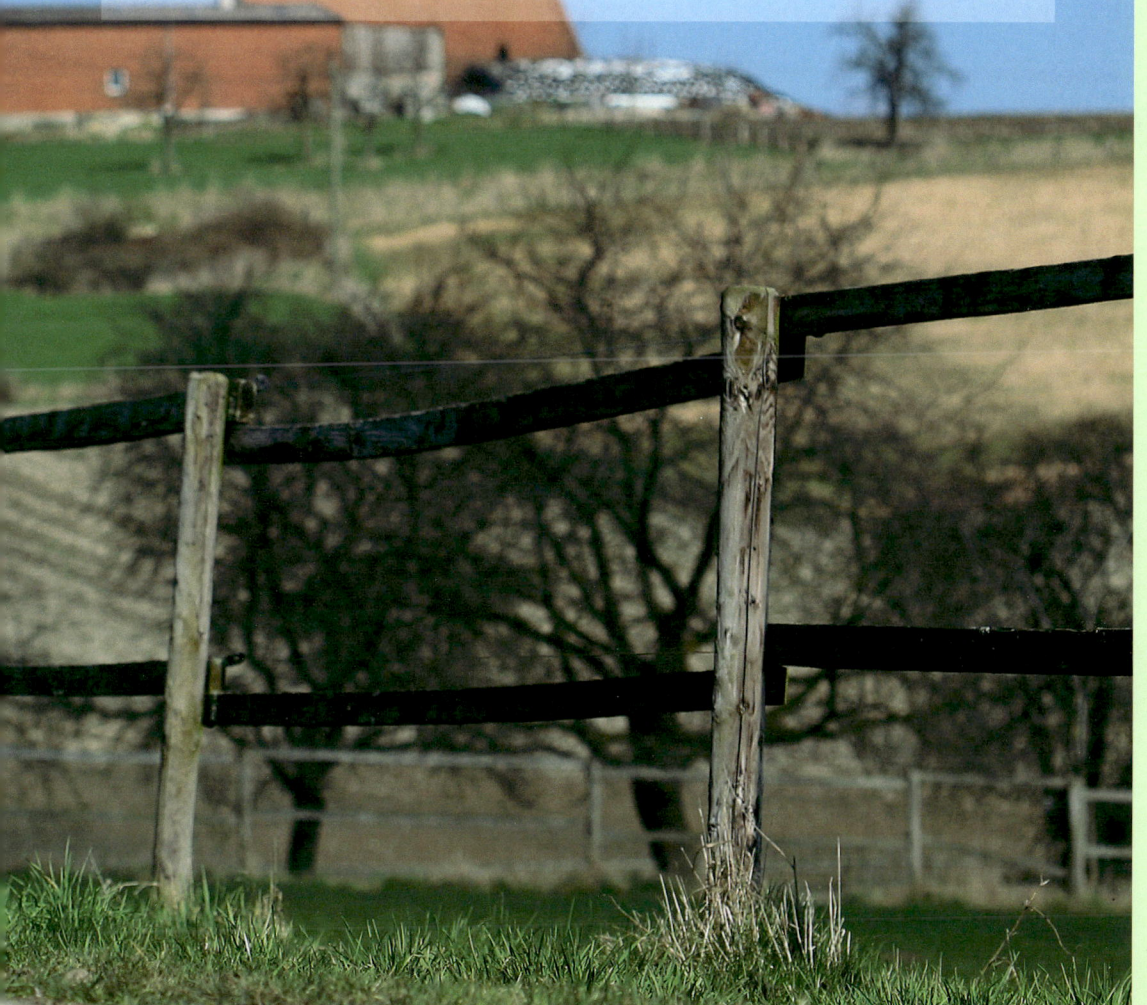

Entdecken Sie Ihr Herz für gesunde Fitness

Wie fit und leistungsfähig Sie sich fühlen, hängt vor allem von der

Gesundheit und dem »Pflegezustand« Ihres Herz-Kreislauf-Systems

ab. Mehr Bewegung tut not! Für mehr Wohlbefinden und effektive

Vorbeugung ist dabei vor allem wichtig, dass Sie gezielt und ganz

individuell abgestimmt aktiv werden.

Der Spagat zwischen Altwerden und Jungbleiben

Viele reden und schreiben über die medizinischen und ökonomischen Probleme unserer älter werdenden Gesellschaft. Wenige handeln. Agieren ist auch der Gegenentwurf dieses Buches. Davor kurz zu reflektieren, ist aber durchaus sinnvoll.

Über das Älterwerden

Was ist Altern? Ein Prozess, der während des Lebens zeitabhängig fortschreitet und der die Fähigkeit des Individuums, biologische Aufgaben zu bewältigen, verringert.

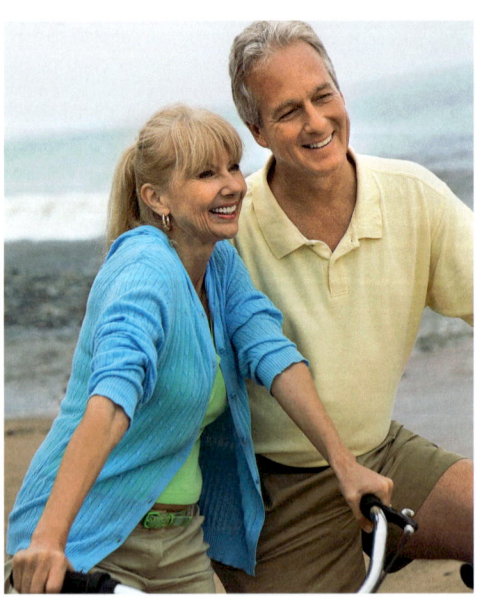

Unsere Lebenszeit hat sich verlängert – wir können viel dafür tun, dies auch zu genießen.

Der Begriff »Biologisches Alter« beschreibt die individuelle Geschwindigkeit dieses Prozesses und ist der entscheidende zwischenmenschliche Vergleichswert, der erheblich vom kalendarischen Alter (Geburtstag) abweichen kann.

Langlebigkeit erhöht Verschleißrisiken

Die unter anderem durch die Möglichkeiten der modernen Medizin erreichte Verlängerung der Lebenszeit hat nicht nur ihren finanziellen Preis. Da unsere genetische Beschaffenheit nahezu unverändert geblieben ist, sind zunehmende Abbauprozesse und Verschleißerkrankungen von Herz-Kreislauf-System, Bewegungsapparat und Gehirn vorprogrammiert. Funktionseinbußen und Beschwerden mit Beeinträchtigung der Lebensqualität, insbesondere in der zweiten Lebenshälfte, sind die Folge. Alterung beginnt, bezogen auf die Lebensspanne, früher und dauert länger! Während die moderne Medizin akute Krankheiten häufig gut therapieren kann, ist bei den chronischen Verschleißerkrankungen meist nur »Reparatur« mit teilweise erheblichen Einschränkungen im Alltagsleben machbar.

Zahlen und Fakten

Die durchschnittliche Lebenserwartung in Deutschland hat in den letzten 150 Jahren relativ konstant um 2 bis 3 Monate pro Jahr zugenommen und liegt heute für Frauen bei 82 Jahren, für Männer bei 77 Jahren. Ein heute 65-jähriger Mann erlebt im Mittel noch 17 Jahre, eine 65-jährige Frau noch über 20 Jahre. Organe wie das Herz, die ohne Pause im Dauereinsatz sind, müssen heute 30 Jahre länger »durchhalten« als vor 100 Jahren, das bedeutet eine Mehrarbeit von ca. 1 Milliarde Herzschlägen! Unsere Gesellschaft war nie älter, aber sie war auch noch nie kränker.

Über das Jüngerbleiben

Das Geschäft mit »Verjüngungspillen«, synthetischen »Vitalstoffen« und z. B. von Hormonen abgeleiteten sogenannten »Anti-Aging-Präparaten« hat Konjunktur. Ein einfach und bequem erscheinender Weg – doch vor allem ein Irrweg. Es gibt keinen Beweis der Wirksamkeit, ebenso wenig wie den Ausschluss von negativen Spätfolgen.

»Verpulverte« Energie

Die vollmundigen Verheißungen der Hersteller von Nahrungsergänzungsmitteln sind an der wissenschaftlichen Messlatte gescheitert. Vitamine, Antioxidanzien, Mineralien, Spurenelemente etc. haben keinen Einfluss auf das Altern. Nur bei sehr einseitiger Ernährung wäre ein gesundheitlicher Nutzen denkbar. Besser, billiger und effektiver ist die natürliche Variante, die Lebensmittel einfach etwas cleverer und hochwertiger auszusuchen.

Unser Rat

Neben möglichen Nebenwirkungen darf man nicht vergessen: Schnell wird das sogenannte Anti-Aging-Präparat auch zur »Beruhigungspille« für das schlechte Gewissen, weil man es wieder nur bis zur Tiefkühlpizza geschafft hat und das Training aus Zeitmangel oder Bequemlichkeit ausfallen musste.

Unberechenbare Hormone

Das populäre Postulat: »Nicht weil wir altern, sinken die Hormonspiegel, sondern weil die Hormonspiegel sinken, altern wir« hat den riskanten Versuch provoziert, durch Hormonsubstitution den Alterungsprozess auszubremsen. Auch dieses Experiment war ohne Erfolg und sehr kritisch hinsichtlich möglicher (Langzeit-)Nebenwirkungen.

Vitaminpillen als »Alibi«

Auch wenn insgesamt bei üblichen Dosierungen von Nahrungsergänzungsmitteln Nebenwirkungen ähnlich selten sind wie Wirkungen, so muss auf eine psychologische Begleitkomponente, die vielleicht sogar die größere Gefahr darstellt, hingewiesen werden. In der Praxis ist oft zu beobachten, dass Vitaminpillen als trügerischer Ersatz dienen, um sich von den nachweislich wirksamen Strategien wie ausgewogene Ernährung und regelmäßige Bewegung, die etwas mehr Schweiß und Zeit beanspruchen, freikaufen zu können.

Alt werden und jung bleiben

Die Weltgesundheitsorganisation ebenso wie unisono alle medizinischen Fachgesellschaften propagieren aus gutem Grund immer hartnäckiger Bewegung und Sport neben einer gesunden Ernährung als wichtigste natürliche Maßnahme zur Gesundheitsvorsorge.

Aktivität – stark gegen Altersschwäche

Sportliche Betätigung verlangsamt den Alterungsprozess von Zellen im Blutgefäß-system. Jede Zellteilung lässt die menschlichen Chromosomen an einigen Stellen altern. Ausdauersport, so zeigen jüngste Forschungsergebnisse, kann diesen Abnutzungsprozess an den menschlichen Erbanlagen verlangsamen. Körperliches Training schützt zudem die Zellschicht an den Innenwänden der Blutgefäße. Ablagerungen aus Cholesterin und verschlissenem Zellmaterial, die zu einer Verengung der Gefäße und damit der sogenannten Arteriosklerose führen, werden verhindert. Abkömmlinge von Stammzellen, die die Regeneration der Gefäßinnenwand fördern und zur Neubildung von Gefäßen beitragen, werden durch körperliche Bewegung angeregt.

Der Beleg – wer rastet, rostet

Regelmäßiges Training schützt im Stoffwechsel vor Atomen oder Molekülbruchstücken mit einem hochreaktiven freien, d. h. ungepaarten Elektron. Diese sogenannten »freien Radikale« wirken oxidierend, quasi rostend. Sport in vernünftiger Dosierung wirkt wie ein »Rostschutzmittel«, Antioxidanzien und antioxidative Enzyme werden aufgefrischt und Reparaturmechanismen hochreguliert.

Inaktive altern schneller

Ganz aktuelle Studien aus Deutschland, England und den USA konnten einen Zusammenhang zwischen erhöhter körperlicher Aktivität und dem Alter menschlicher Zellen belegen. Regelmäßig sportlich Aktive hatten sich im Vergleich zu »Sportmuffeln« um bis zu zehn Jahren jünger trainiert.

Auf einen Blick

Ein inaktiver Lebensstil verkürzt die Lebenserwartung offenbar nicht nur durch die Verschlimmerung von Verschleißerkrankungen. Inaktivität kann den Alterungsprozess unmittelbar anschieben.
Körperliche Aktivität hingegen verhindert das schnelle Altern insbesondere des Herz-Kreislauf-Systems. Sport regeneriert und repariert. Die biologische Uhr läuft langsamer ab. Wer diese Entwicklung »verschläft«, verpasst die entscheidende Anti-Aging-Strategie. Warum nicht die natürliche, logisch einleuchtende, relativ günstige, nicht von außen passiv »geschluckte«, sondern von innen aktiv gestaltete, sicher wirksame Methode wählen und umdenken? Der Mensch bewegt sich nicht weniger, weil er alt wird. Er altert, weil er sich weniger bewegt.

Mit Herz und Verstand

Alterung ist ein wechselseitiges Geschehen, geprägt vom Funktionsverlust biologischer Systeme und der zunehmenden Manifestation von Verschleißerkrankungen. Erwachsene, insbesondere nach dem 35. oder 40. Lebensjahr, spüren den jetzt zwar auch altersbedingt einsetzenden, aber im Wesentlichen durch die Lebensgewohnheiten forcierten Abbau der Leistungsfähigkeit. Wenn wir in der Realität Computer, Autos und Telefone immer schneller und mobiler machen, dann müssen wir verstärkt darauf achten, nicht selbst in virtueller Bewegung zu verkümmern – auf Kosten unserer Leistungsfähigkeit, Vitalität und Gesundheit.

Wir sind für Bewegung geschaffen

Biologisches Altern, das zeigen aktuelle Forschungsergebnisse, ist zum Teil einfach nur die Folge von Bewegungsmangel. So betrachtet ist Bewegung nicht in erster Linie ein Mittel der sportlichen Ertüchtigung, sondern Bewegung ist die Voraussetzung, unsere Körperfunktionen am Laufen zu halten.

»Jungbrunnen« Herz

Dem Herzen und den Gefäßen kommen sowohl bei der Verbesserung der Leistungsfähigkeit als auch bei der Verzögerung von alterstypischen Erkrankungen eine ganz

entscheidende Bedeutung zu. Das Herz wird in der Poesie gern als Mittelpunkt der Gefühle mystifiziert, obwohl beispielsweise dem Magen-Darm-Trakt diese Rolle eigentlich eher zusteht. Diese Erkenntnis und Erfahrung hat sich aber aus nachvollziehbaren Gründen in Kunst und Literatur nicht durchsetzen können. Das Herz ist ein eher technisches, vergleichsweise einfaches und unspektakuläres Organ, eine mechanische Pumpe mit elektrischem Antrieb.

Ein schwaches Herz lässt alt aussehen

Weil aber alle Zellen zu jeder Zeit von der Blut- und damit Sauerstoffernährung durch diese zentrale Versorgungsstation abhän-

Unser Rat

Drei »Regeln« zur Erinnerung:
1. Begegnen Sie allem, was Ihnen als Anti-Aging-Mittel zum Kauf angeboten wird, sehr kritisch und im Zweifel mit großem Misstrauen.
2. Besinnen Sie sich auf die reichhaltigen Ressourcen, die der Körper Ihnen vorhält. Hier gilt nahezu uneingeschränktes Vertrauen.
3. Lassen Sie diese Ressourcen nicht zu lange brach liegen! Nutzen und stärken Sie sie regelmäßig und ausdauernd. Ihr Potenzial verdient ein gesundes Zutrauen.

gen, hat ein Ausfall in kürzester Zeit fatale Folgen. Auch Störungen der Pumpfunktion oder der Ventile, der Herzklappen, lassen den ganzen Organismus, von der äußeren Haut und Muskulatur bis zu inneren Organen und Gehirn, verkümmern. Umgekehrt ist ein bis ins hohe Alter gut gepflegter, »rundlaufender« Herzmotor Garant für Kraft und Vitalität.

Das Herz nimmt Trainingsreize bis ins hohe Alter dankbar an und ist das am besten trainierbare Organ.

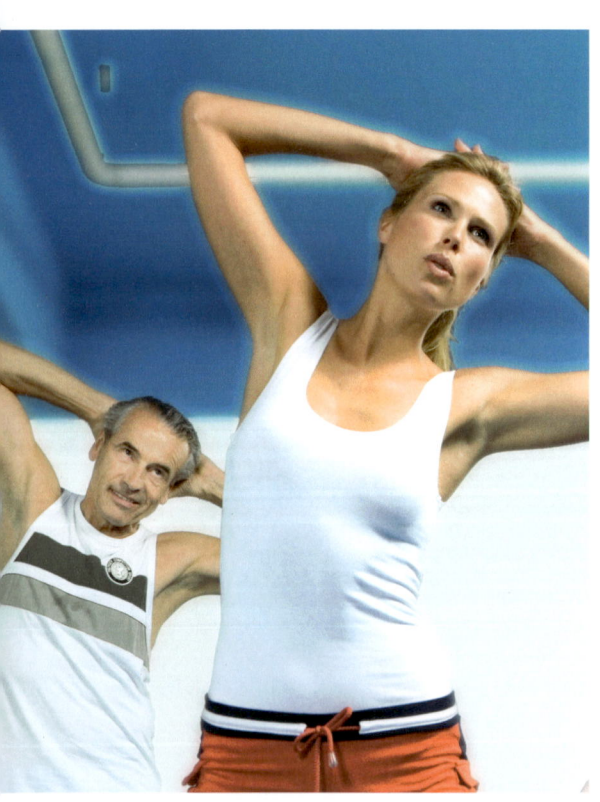

Bei Bewegungsprogrammen für Herz und Kreislauf zählt weniger die Intensität als vielmehr die Regelmäßigkeit.

Bewegung – die beste Medizin

Regelmäßige Bewegung und körperliche Fitness sind nachweislich die wichtigsten Garanten für Gesundheit und Lebensqualität. Aktive Gesundheitsvorsorge hat Bedeutung für den beruflichen Alltag, aber auch für die mittlerweile etwa zwei Jahrzehnte umfassende Lebensspanne nach Ausscheiden aus dem Beruf. Die beste finanzielle Altersvorsorge nutzt wenig, wenn man nicht rechtzeitig in die Gesundheitsvorsorge investiert hat!

Dabei wird die nachweislich beste »Medizin«, die Bewegung, immer noch viel zu selten eingesetzt. Die meisten Erwachsenen bewegen sich weniger als 30 Minuten am Tag auf den Beinen!

Wir neigen eher dazu, Sport in jüngeren Jahren zu betreiben und dann »auslaufen« zu lassen. Besser wäre eigentlich umgekehrt. Am besten: Möglichst viele Bewegungsformen und Sport in jungen Jahren erlernen und dann die individuell geeignetsten zur lebenslangen Gewohnheit machen.

Stresshormone reduzieren

Wissenschaftliche Untersuchungen haben gezeigt: Die bei jedem Menschen mit zunehmendem Alter abnehmende Herzkraft, medizinisch als linksventrikuläre Funktion bezeichnet, verbessert sich durch Training. Gleichzeitig wird der Körper mit weniger Stresshormonen wie Adrenalin überflutet, die ansonsten ein »träges« Herz bereits bei geringer Beanspruchung antreiben müssen.

Selbst-Test – Wie hoch ist mein Herz-Gefäß-Alter? (von Dr. med. Lothar Schwarz)

Dieser Test gibt Ihnen Informationen darüber, ob Ihr Herz- und Gefäßzustand annähernd altersentsprechend ist oder nicht. Sinn macht dieser Test vor allem bei Herz-Kreislauf-Gesunden. Bei bereits bestehenden Vorerkrankungen am Herz-Kreislauf-System oder bei Einnahme von Medikamenten z. B. gegen Blutdruck- oder Stoffwechselstörungen kann man von einer erhöhten Belastung ausgehen und sich ohne Umwege den Schutzfaktoren widmen.

Taxieren Sie Ihren Herz-Gefäß-Stress

Durch zehn »Fenster« werfen wir einen orientierenden Blick auf Faktoren, die das biologische Herz- und Gefäß-Alter wesentlich beeinflussen.

Selbsteinschätzung vor dem Test

Wie würden Sie Ihren Herz-Gefäß-Stress und damit Ihr biologisches Herz-Gefäß-Alter einstufen? Kreuzen Sie auf einer Skala von 0 bis 10 die Ziffer an, die Sie für sich persönlich als passend empfinden.

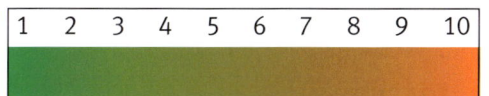

Wie junggeblieben ist Ihr Herz? Sehr jung (1) oder aber deutlich vor der Zeit gealtert (10)?

1 = sehr wenig; biologisch deutlich jünger
5 = im Durchschnitt meiner Altersklasse
10 = sehr viel; deutlich »vorgealtert«
Nun zum Test. Bitte wählen Sie aus jedem Fenster (1 bis 10) nur eine Aussage aus, und zwar die am ehesten auf Sie zutreffende!

Fenster 1 – Familie, Genetik
Welche Aussage trifft am ehesten zu:
A Meine Eltern und Großeltern sind bzw. waren relativ alt und bis ins hohe Alter körperlich und geistig recht fit.
B Falls Antwort A nicht zutrifft: Vor dem 70. Lebensjahr hatte niemand in meiner direkten Verwandtschaft (Geschwister, Eltern, Großeltern) eine schwerwiegende Herz-Kreislauf-Erkrankung (plötzlicher Herztod, Herzinfarkt, Herzkranzgefäßerkrankung, Schlaganfall).
C Falls Antwort A oder B nicht zutreffen: Vor dem 60. Lebensjahr hatte meines Wissens niemand in meiner direkten Verwandtschaft (Geschwister, Eltern, Großeltern) eine schwerwiegende Herz-Kreislauf-Erkrankung (plötzlicher Herztod, Herzinfarkt, Herzkranzgefäßerkrankung, Schlaganfall).
D In unserer Familie gab es jemanden, der vor dem 60. Lebensjahr eine der oben genannten Erkrankungen hatte.
E Herz-Kreislauf-Erkrankungen sind in unserer Familie auch im jüngeren Lebensalter ein vergleichsweise häufiges Problem.

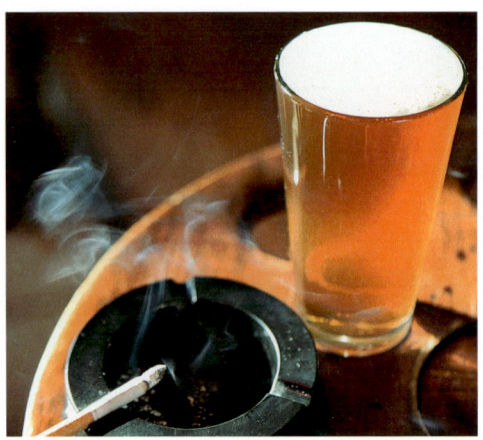

Nikotin und zu viel Alkohol schädigen Herz und Gefäße.

Fenster 2 – Rauchen

Beim Rauchen besteht, bezogen auf den Gefäß-Stress, eine Dosisabhängigkeit, die sich gut über sogenannte Packungsjahre quantifizieren lässt. Ein Packungsjahr entspricht einem Konsum von einer Packung Zigaretten (= 20 Zigaretten) täglich über ein Jahr.

Beispiel 1

ca. 10 Zigaretten über ungefähr 15 Jahre geraucht = 0,5 Packungen mal 15 Jahre = 7,5 Packungsjahre

Beispiel 2

ca. 25 Zigaretten über ungefähr 20 Jahre geraucht = 1,25 Packungen mal 20 Jahre = 25 Packungsjahre

A Ich habe noch nie bzw. nie über längere Zeit »richtig« geraucht.

Ich bin Raucher. Mein bisheriger Zigarettenkonsum beträgt:

B weniger als 10 Packungsjahre

C 10–20 Packungsjahre

D mehr als 20 Packungsjahre

Ich habe früher geraucht:

E in den letzten 10 Jahren ca. 10 Packungsjahre oder mehr.

F in den letzten 10 Jahren eher um die 5 Packungsjahre oder weniger.

G Ich rauche seit mehr als 10 Jahren nicht mehr, habe aber davor einige Packungsjahre geraucht.

Fenster 3 – Cholesterin und Blutzucker

A Meine Cholesterin- und Blutzuckerwerte waren bei bisherigen Messungen normal oder annähernd im Normbereich.

B Mein Cholesterin ist normal, mein Arzt hat mir aber gesagt, mein Blutzucker sei nicht optimal, ich brauche aber keine Diabetesmedikamente einzunehmen.

C Sowohl mein Cholesterin als auch mein Blutzucker sind erhöht, ich nehme aber keine Medikamente ein.

Falls A, B oder C nicht zutreffen:

D Mein Cholesterin ist leicht erhöht (220–250 mg/dl).

E Mein Cholesterin ist deutlich erhöht (über 250 mg/dl), ich nehme aber keine Medikamente dagegen. (Möglicherweise wurde medikamentöse Therapie vom Arzt empfohlen.)

F Ich kenne meine Cholesterin- und Blutzuckerwerte nicht.

Fenster 4 – Blutdruck

Bei einer Blutdruckangabe, z. B. 140/85, bezeichnet der höhere Wert den systolischen, der niedrigere Wert den diastolischen Blutdruck.

A Mein Ruheblutdruck ist im unteren Normbereich oder eher niedrig (systolisch um 120 oder niedriger, diastolisch bis 80 oder niedriger).

B Mein Blutdruck ist meist eher im oberen Normbereich (um 130 bis 140 systolisch und/oder diastolisch 80 bis 90 mmHg).

C Mein Blutdruck ist öfter grenzwertig hoch oder leicht erhöht (systolisch 140 bis 150 mmHg und/oder diastolisch 90 bis 95 mmHg).

D Mein Blutdruck ist öfter erhöht (systolisch über 150 mmHg und/oder diastolisch über 95 mmHg, ich nehme aber (vielleicht sogar trotz Anraten meines Arztes) keine Medikamente dagegen.

E Mein Blutdruck ist seit einigen Jahren meist erhöht (systolisch über 150 mmHg und/oder diastolisch über 95 mmHg, ich nehme aber (vielleicht gegen ärztlichen Rat) keine Medikamente dagegen.

Fenster 5 – Ernährung

Wie schätzen Sie Ihre Ernährung ein? Welche Aussage trifft am ehesten zu:

A Ich informiere mich über »gesunde«, hochwertige Nahrungsmittel, gute Zubereitung etc. und ernähre mich im Allgemeinen sehr gesundheitsbewusst.

B Ich achte in der Regel auf eine abwechslungsreiche und gesundheitsbewusste Ernährung.

C Ich versuche mich einigermaßen vernünftig zu ernähren, ohne mich mit diesem Thema allzu viel zu befassen.

D Ich esse auch häufiger Dinge, die wahrscheinlich weniger hochwertig sind (zum Beispiel Fast-Food, »Süßigkeiten«, viel tierische Fette) und/oder relativ wenig frisches Obst und Gemüse.

E Ich esse häufig das Gleiche, achte wenig auf gesunde Ernährung, ich bin eher ein typischer Snack- und Fast-Food-Esser.

Fenster 6 – Alkohol

Vergleichen Sie sich bezüglich Ihres Alkoholkonsums als Mann bzw. Frau mit folgender Person.

Frau

Ich trinke im Mittel pro Tag um 0,4 Liter Bier bzw. 0,2 Liter Wein bzw. eine vergleichbare Alkoholmenge in Form anderer alkoholischer Getränke.

Mann

Ich trinke im Mittel pro Tag um 0,75 Liter Bier bzw. 0,375 Liter Wein (etwa eine halbe Flasche) bzw. eine vergleichbare Alkoholmenge in Form anderer Getränke.

A Das deckt sich etwa mit meinen Trinkgewohnheiten.

B Ich trinke im Mittel eher etwas mehr.

C Ich trinke im Mittel fast das Doppelte oder noch mehr.

D Ich trinke deutlich weniger oder so gut wie keinen Alkohol.

17

E Ich trinke seit Längerem relativ wenig Alkohol, habe aber früher über viele Jahre deutlich mehr als obige Bezugsperson getrunken.

Fenster 7 – Gewicht

Körpergewicht und Taillenumfang sind wichtige Indikatoren für Ihre Gesundheit. Für meinen Body-Mass-Index (BMI) und Taillenumfang (siehe unten stehende Tabelle) gilt:

A Mein BMI ist im anzustrebenden Bereich oder leicht erhöht, mein Taillenumfang ist nicht erhöht.

B Mein BMI ist im anzustrebenden Bereich oder leicht erhöht, mein Taillenumfang ist leicht erhöht.

C Mein BMI ist im anzustrebenden Bereich oder leicht erhöht, mein Taillenumfang ist stark erhöht.

D Mein BMI ist mäßiggradig oder deutlich erhöht, mein Taillenumfang ist leicht erhöht.

E Mein BMI ist mäßiggradig erhöht, mein Taillenumfang ist stark erhöht.

F Mein BMI ist deutlich erhöht, mein Taillenumfang stark erhöht.

Fenster 8 – Stress

Welche Aussage trifft am ehesten zu?

A Ich bin privat und (falls Sie noch einer beruflichen Tätigkeit nachgehen) beruflich meist recht entspannt.

Body-Mass-Index

Taillenumfang:	Messung mit einem Maßband
	Aufrecht entspannt stehend, Bauch nicht »einziehen«
	Maßband zwischen Becken-Oberkante und unterster Rippe (meist etwas oberhalb des Nabels)

	Männer	Frauen
leicht erhöht:	über 94 cm	über 80 cm
stark erhöht:	über 102 cm	über 88 cm

Body-Mass-Index (BMI): entspricht dem Verhältnis von Körpergewicht zum Quadrat der Körpergröße

Beispiel: Körpergewicht 80 kg, Körpergröße 1,80 m

$$BMI = \frac{80}{1,80 \times 1,80} = 24,7$$

Alter	anzustrebender BMI	leicht	mäßig	deutlich erhöht
unter 35 J.	bis 24	bis 27	bis 29	über 29
35–55 J.	bis 25	bis 28	bis 30	über 30
über 55 J.	bis 26	bis 29	bis 31	über 31

B Ich bin seit Längerem beruflich oft an-
gespannt, kann aber privat ganz gut ab-
schalten.

C Ich fühle mich beruflich wohl bzw. bin
nicht berufstätig, habe aber viel privaten
Ärger.

D Ich fühle mich seit Längerem relativ häufig im Alltag gestresst.

E Ich kann aus verschiedenen Gründen
kaum noch richtig entspannen und bin
oft sehr unzufrieden oder habe deswegen häufiger Schlafstörungen.

F Ich bin fast ständig unter »Druck«, fühle
mich körperlich sehr oft »kaputt«,
schlafe schlecht bzw. habe Magen-Darm-
störungen oder sonstige nervöse gesundheitliche Beeinträchtigungen.

Fenster 9 – Wechselwirkung/ Akkumulation

Blicken Sie zurück auf Ihre Antworten in
Fenster 1, 2, 3 und 4. Wie oft haben Sie in
diesen 4 Fenstern C oder D oder E ange-
kreuzt?

A keinmal

B einmal

C zweimal

D dreimal

E viermal

Fenster 10 – Aktivität/Sport

Welche Aussage trifft am ehesten zu?

A In den letzten Jahren habe ich nie oder
nur sehr unregelmäßig Sport gemacht
und bin auch im Alltag wenig aktiv.

B Ich habe zwar in den letzten Jahren nie
oder nur sehr unregelmäßig Sport ge-

macht, bin aber im Alltag recht aktiv (viel
zu Fuß oder mit Fahrrad unterwegs etc....)
bzw. ich betreibe seit einigen Jahren
Sportarten mit etwas weniger Herz-
Kreislauf-Beanspruchung (Golf, Rei-
ten...).

C Ich bin seit einigen Jahren sportlich inaktiv, habe aber früher über Jahre regelmäßig viel Sport getrieben.

Seit einigen Jahren bin ich regelmäßig
sportlich aktiv. Mein Schwerpunkt ist Krafttraining und Kräftigungsgymnastik, kein
oder nur wenig Ausdauertraining. Im Jah-
resmittel liegt mein Sportpensum bei etwa:

D 1 bis 2 Stunden pro Woche.

E eher um 3 Stunden oder mehr in der
Woche.

Ich betreibe (unabhängig von zusätzlichen
Sportarten) Ausdauertraining wie Joggen,
Walken, Wandern, Radfahren, Schwimmen,
Rudern...

F etwa 1 Stunde pro Woche.

G etwa 2 Stunden pro Woche.

H etwa 3 Stunden in der Woche.

I etwa 4 Stunden in der Woche oder mehr.

Ich betreibe Ausdauertraining vorwiegend
in spielerischer (Fußball, Tennis, Basketball
etc.) oder tänzerischer Form (Tanzen, Aero-
bic etc.), evtl. auch kombiniert mit Fitness-
training bzw. Krafttraining.
Sportpensum insgesamt im Mittel etwa:

J 1 bis 2 Stunden pro Woche.

K 2 bis 4 Stunden in der Woche.

L mehr als 4 Stunden in der Woche.

Testauswertung Herz-Gefäß-Alter

Die Bewertungspunkte

Antwort	1	2	3	4	5	6	7	8	9	10
A	+5	0	0	+1	+2	0	0	+2	0	−2
B	+4	−4	−2	−1	+1	−1	−1	0	−1	+2
C	0	−6	−5	−2	0	−3	−2	−1	−3	+1
D	−1	−7	−2	−3	−1	+1	−2	−2	−5	+2
E	−4	−4	−4	−5	−2	−1	−3	−3	−8	+3
F		−2	−1				−4	−4		+3
G		−1								+5
H										+6
I										+7
J										+3
K										+5
L										+6
Punkte										

Aus jedem Fenster (1 bis 10) kommt nur eine (die am ehesten zutreffende) Antwort in die Wertung. Den jeweiligen Punktwert in die unterste Tabellenzeile eintragen.

Pluspunkte addieren ergibt Zahl zwischen +1 bis +18
Minuspunkte addieren ergibt Zahl zwischen −1 bis −44

Ihr persönliches Ergebnis

Summe Pluspunkte	Summe Minuspunkte	Gesamtergebnis »Saldo«: Minuspunkte von Pluspunkten abziehen

Die Beurteilung

Das bedeutet Ihre Punktzahl, Gesamtergebnis im positiven Bereich:

● **Punktzahl 0 bis +9**
Ihr biologisches Herz-Gefäß-Alter ist relativ niedrig. Es besteht ein gutes Verhältnis zwischen positivem Herz-Gefäß-Schutz und negativem Herzstress. Trotzdem: Schauen Sie sich nochmals Ihre einzelnen Fenster an. Wenn in einem oder mehreren Fenstern –3 Punkte (oder schlechter) stehen, sollten Sie gezielt aktiv werden.

● **Punktzahl +10 oder mehr**
Sie können von einem sehr niedrigen Herz-Gefäß-Alter ausgehen. Wahrscheinlich besteht bei Ihnen kein wesentlicher Risikofaktor für Herz und Gefäße. Zudem pflegen Sie einen diesbezüglich sehr positiven Lebensstil.
Sollten Sie dennoch in einem der Fenster –3 Punkte (oder weniger) haben, könnten Sie dort ggf. noch positiv aktiv werden.

Punkte im »roten Bereich«?
Je höher der Wert im negativen Bereich liegt, desto höher sind Ihr Herz-Gefäß-Stress und Ihr wahrscheinliches Herz- und Gefäß-Alter. Schauen Sie sich die Fenster an, in denen –3 Punkte (oder schlechter) erscheinen. In diesen Bereichen sollten Sie möglichst versuchen, Ihr Risiko zu reduzieren. Wenn Sie im Fenster 10 +3 Punkte oder weniger haben, können Sie von vermehrter körperlicher Aktivität und Sport wahr-

scheinlich erheblich profitieren. Beachten Sie bitte die in den einzelnen Buchkapiteln dargestellten Empfehlungen.
In der Regel sollte vor Aufnahme einer sportlichen Betätigung eine ärztliche Vorsorgeuntersuchung durchgeführt werden.

Das bedeutet Ihre Punktzahl, Gesamtergebnis im negativen Bereich:

● **Punktzahl –1 bis –9**
Ihr biologisches Herz-Gefäß-Alter ist wahrscheinlich in einem durchschnittlichen Bereich.

● **Punktzahl –10 bis –18**
Herz und Gefäße sind wahrscheinlich einem zu hohen Alterungsrisiko ausgesetzt.

● **Punktzahl –18 oder noch negativer**
Herz und Gefäße sind wahrscheinlich einem deutlich zu hohen Alterungsrisiko ausgesetzt.

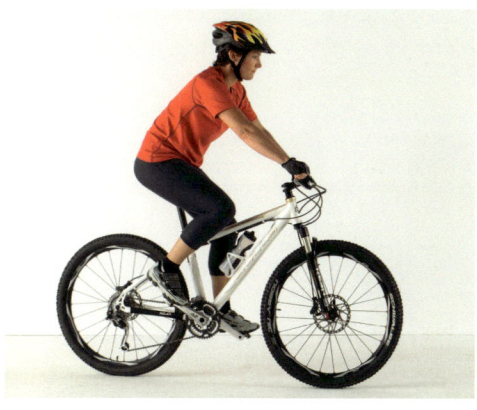

Ältere Personen sollten sich vor Aufnahme des Trainings ärztlich untersuchen lassen.

Sportliche Wirkungen und potenzielle Nebenwirkungen

Medikamente, die gut wirken sollen, aber angeblich keinerlei Nebenwirkungen aufweisen, sind suspekt. Wie bei jedem wirksamen Mittel können auch beim Sport Nebenwirkungen auftreten. Falsche Anwendung und, häufiger vorkommend, fehler-hafte Dosierung können zu Überlastung mit beispielsweise orthopädischen Beschwerden führen. Werden die richtigen Inhalte angepasst an die individuellen Voraussetzungen ausgewählt, ist körperliches Training sehr sicher und effektiv.

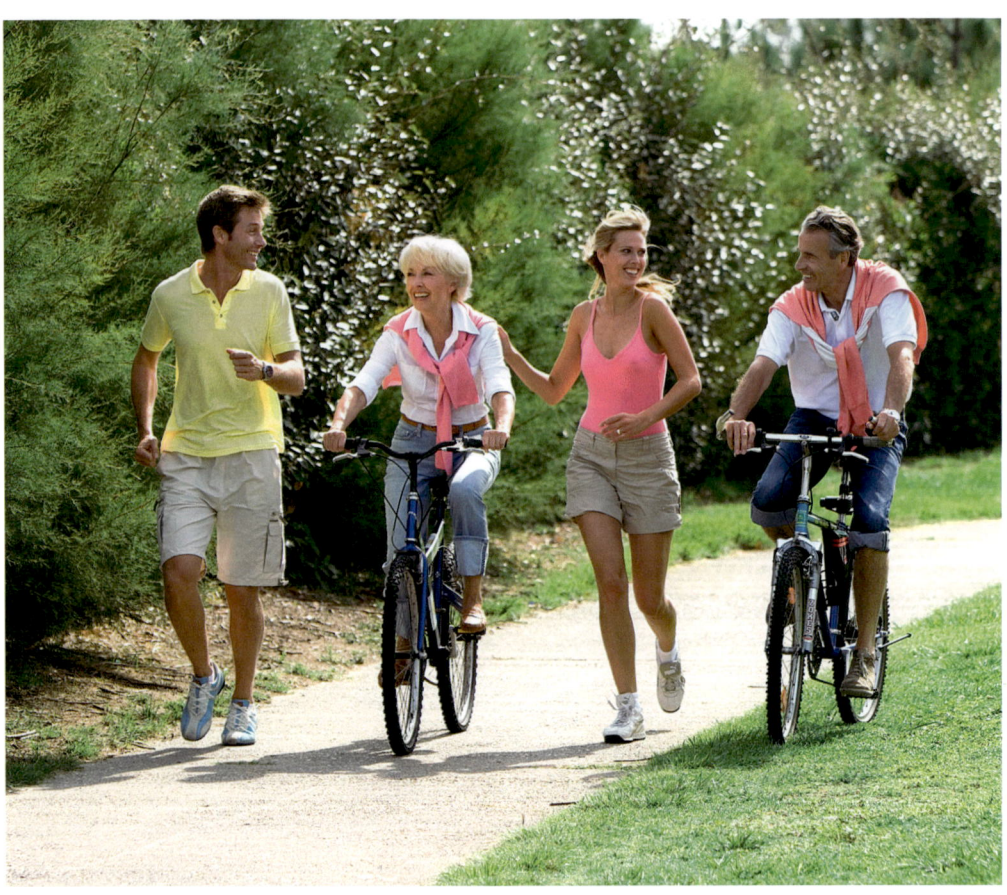

Gesund bewegen nach den individuellen Voraussetzungen: Hier joggt die jüngere Generation, begleitet von der älteren auf dem Fahrrad.

Wichtige durch Sport ausgelöste positive Anpassungen in verschiedenen Organsystemen (↑ = Zunahme, ↓ = Abnahme)

Herz-Kreislauf-System		Vegetatives Nervensystem		Immunsystem	
● Herzfrequenz	↓	und Psyche		● Krebsrisiko	↓
● Schlagvolumen*	↑	● Parasympathikus (Vagotonus)	↑	● Abwehrkraft	↑
● Blutdruck	↓	● Sympathikus (Adrenalin)	↓		
● Sauerstoffverbrauch des Herzens	↓	● Disstress	↓	**Bewegungsapparat**	
● Sauerstoffangebot für das Herz	↑	**Blut**		● Beweglichkeit	↑
● Arteriosklerose	↓			● Koordination	↑
		● Viskosität	↓	● Muskelkraft	↑
Muskulatur- und Stoffwechsel		● Blutplättchenverklebung	↓	● Knochendichte	↑
● Dichte der Kapillargefäße	↑	● Bildung von Blutgerinnseln	↓		
● Oxidative Kapazität**	↑				
● Insulinempfindlichkeit***	↑				
● Fettverbrennung	↑				
● HDL-/LDL-Cholesterin	↑				

* Menge an sauerstoffreichem Blut, die bei jedem Herzschlag in den Körper gepumpt wird.

** Fähigkeit der aeroben Energiegewinnung.

*** Bewirkt einen geringeren Insulinbedarf für Stoffwechselprozesse in Muskulatur und Fettgewebe.

Positive Anpassungen des Organismus

In den letzten Jahrzehnten hat die sportmedizinische Wissenschaft eine Vielzahl von durch Sport ausgelösten, miteinander verzahnten und die Gesundheit fördernden Mechanismen in unterschiedlichen Funktionseinheiten unseres Organismus untersucht und nachgewiesen.

Diese einzelnen Mosaiksteine ergänzen sich zu dem seit Jahrtausenden beschriebenen Bild des gesunden Sports (vgl. Tabelle oben).

Laufend neue erfreuliche Fortschritte

Regelmäßig betriebenes Ausdauertraining wie beispielsweise Laufen, sportliches Gehen und Wandern, Radfahren oder Schwimmen bietet weit mehr als »nur« den Schutz unserer Blutgefäße vor frühzeitiger Verkalkung. Auch die Schutzwirkungen gegen Verschleißerkrankungen reichen weit über das Herz-Kreislauf-System und den Bewegungsapparat hinaus. Andere Organsysteme, z. B. der Verdauungsapparat, die Entgiftungsfunktionen von Leber, Galle und Blase, die hormonelle Balance und nicht zuletzt die Psyche werden positiv beeinflusst.

Zusammenspiel von Körper und Geist

Nach neueren Erkenntnissen profitiert auch unsere geistige Fitness. Wissenschaftlich wurde nachgewiesen, dass der Substanzverlust des Gehirns, der normalerweise mit dem Alter einhergeht, bei sportlich aktiven Personen geringer ist. Körperliches Training regt die Neubildung von Nervenzellen und Nervenverbindungen an. Dadurch steht eine größere Nutzfläche zur Kultivierung der Denk- und Gefühlswelt zur Verfügung. Was in der Kindheit den Aufbau fördern kann, erweist sich im Alter als Schutz vor Abbauprozessen. Das Risiko für das Auftreten der Parkinson- und Alzheimer-Erkrankung ist geringer. Sport kann zudem unsere Stimmungslage aufhellen. Training wird als begleitende Therapie bei Depressionen erfolgreich eingesetzt.

Sport macht eine bessere Figur

Neben den »inneren« Werten vermittelt ein sportliches Erscheinungsbild positive Ausstrahlung und Selbstwertgefühl. Eine natürliche, harmonische »Ganzkörperauffrischung« durch Bewegung bringt in Form und ist vorteilhafter und beständiger als chirurgische »Ausbesserungsarbeiten« an der Fassade.

Mögliche Gefahren

Die häufigsten unerwünschten »Nebenwirkungen« beim Sport sind Unfälle und Verletzungen. Das Risiko lässt sich zwar durch entsprechende Vorkehrungen (z. B. Aufwärmen, begleitende Koordinationsschulung, Techniktraining, Ausrüstung etc., siehe Seite 63 ff.) reduzieren, aber nicht ausschließen.

Das Verletzungspotenzial wird neben individuellem Fehlverhalten im Wesentlichen durch die Sportart bzw. Belastungsform bestimmt. Die gesundheitlich favorisierten Ausdauersportarten sind gut dosierbar und kontrollierbar und bei richtiger Ausübung relativ wenig verletzungsträchtig.

Umsichtig sporteln!

Ein Problem beim Radfahren oder auch Inline-Skating liegt in der nicht sicher kalkulierbaren Unfallgefahr auf öffentlichen Straßen. Deshalb empfehlen wir auch konsequent Radwege (soweit vorhanden) oder besser noch für den öffentlichen Verkehr nicht zugelassene Wege mit dafür geeigneten Rädern zu benutzen und grundsätzlich einen Helm zu tragen. Beim Blick auf mögliche Sportverletzungen darf man aber nicht

Unser Rat

Vorsicht! Der typische »Kandidat« für einen falschen und möglicherweise gefährlichen Umgang mit Sport ist der über 40-jährige, insbesondere männliche »Einsteiger«, der seit Längerem keinen Sport mehr getrieben hat, zwei oder mehr Herz-Kreislauf-Risikofaktoren aufweist und sich mit übertriebenem Ehrgeiz und überhöhter Belastungsintensität in den Sport stürzt.

vergessen, dass sich die meisten Unfälle nicht beim Sport, sondern im häuslichen Umfeld ereignen. Viel häufiger als die sportlich aktiven Senioren sind es die untrainierten älteren oder gesundheitlich beeinträchtigten Menschen, die auf Grund fehlender Koordination und Kraft im Alltag ins Stolpern kommen und sich Sturzverletzungen zuziehen!

Risiko plötzlicher Herztod

Mehrere Millionen Menschen sterben jährlich weltweit an den Folgen ihrer körperlichen Inaktivität, so lautet die nüchterne Bilanz der Weltgesundheitsorganisation. Dagegen liegt das Risiko des plötzlichen Herztodes beim Sport mit vier bis zehn pro eine Million Sporttreibende pro Jahr vergleichsweise niedrig. Aber auch wenn durch Sport ausgelöste schwerwiegende Komplikationen eher selten sind, so wiegen sie im Einzelfall doch schwer. Deshalb lohnt sich das Nachdenken über mögliche Vermeidungsstrategien.

Wer ist besonders »anfällig«?

Plötzliche Todesfälle beim Sport sind meistens durch vorbestehende, aber häufig nicht bekannte und subjektiv nicht verspürte Herz-Kreislauf-Erkrankungen bedingt. Starke körperliche Anstrengung im Sport aber auch sonst kann dann ein erhöhtes Risiko bedeuten. Bei jüngeren Sportlern unter 40 Jahren stellen erblich bedingte oder durch Virusentzündungen verursachte Herzmuskelerkrankungen die häufigste Todesursache dar. Bei den über 40-Jährigen

Auf einen Blick

Bei der Aufrechnung von positiven Wirkungen und negativen Nebenwirkungen ist gut belegt, dass die »Gesundheitssportarten« ein hervorragendes Nutzen-Risiko-Verhältnis aufweisen.

Bei gesundheitlichen Problemen bzw. Vorerkrankungen ist die Entscheidung über das individuell zuträgliche Maß von körperlicher bzw. sportlicher Aktivität nicht einfach und erfordert fachlichen Rat. Ein sportmedizinisch versierter Arzt wird auf der Basis der Diagnosen und Befunde den richtigen Weg finden. Pauschale Empfehlungen sind möglicherweise im Einzelfall gefährlich und deshalb an dieser Stelle nicht sinnvoll.

Als Sporttreibender liegt es sowohl im Eigeninteresse als auch in der Eigenverantwortung, nicht leichtsinnig unnötige Gefahren zu provozieren. Als Gesundheitssportler sollte man sich von dem modischen Trend distanzieren, das Risiko im Sport zur eigentlichen Motivation zu erheben.

rückt zunehmend die Erkrankung der Herzkranzgefäße in den Vordergrund. Regelmäßig Trainierende sind nur sehr selten betroffen. Das Risiko hängt insgesamt weniger von der betriebenen Sportart als vielmehr vom Gesundheitszustand des Sporttreibenden ab! Das subjektive Empfinden leitet manchmal in die Irre. Das unterstreicht die Bedeutung ärztlicher Vorsorgeuntersuchungen (vgl. S. 38 ff.).

25

Mit Ausdauer zum Erfolg

Ausdauer, das ist nahe liegend, wird auf dem immer länger währenden Lebensweg wertvoller denn je. Das Training der Ausdauer ist das Fundament für die Fitness im Alltag.

Was ist Ausdauertraining?

Der Begriff wird im Sport nicht ganz einheitlich benutzt. Meist ist damit das Grundlagen-Ausdauertraining gemeint. Es schafft die allgemeine konditionelle Basis für ausdauerorientierte Bewegungsformen und Sportarten wie beispielsweise Laufen, schnelles Gehen, Radfahren, Schwimmen, Rudern, Skilanglauf, Inline-Skaten aber auch Fußball, Handball, Tennis, Basketball etc. Beim Training der Ausdauer ist wichtig, dass ein größerer Anteil der Gesamtmuskulatur (mehr als ein Sechstel) über einen längeren Zeitraum (länger als einige Minuten) mit einer gewissen Intensität (zwischen 50 und 75 % des Maximums) rhythmisch und dynamisch aktiviert wird.

Saubere Energie

Ein kurzer Blick in die Zellen unseres Organismus, in denen die Lebensenergie entsteht, trägt zum Verständnis bei. Jede körperliche oder sportliche Betätigung ist auf eine Energiequelle angewiesen. Die Energie gewinnen wir durch den chemischen Abbau von Nahrungsbestandteilen, vorwiegend Kohlenhydraten und Fetten bzw. der Speicherdepots dieser »Kraftstoffe« im Körper. Gerade die Fettpolster sind auf Grund der hohen Energiedichte in unserer Ernährung und der häufigen Bewegungsarmut in der Regel reichlich vorhanden.

Die Zellen verfügen im Wesentlichen über zwei Mechanismen zur Energieerzeugung. Zum einen lassen sich die Kraftstoffe unter Zufuhr von Sauerstoff zu Energie verbrennen, bei dem anderen Weg ist kein Sauerstoff erforderlich. Dementsprechend bezeichnet man diese beiden Arten als aerob und anaerob.

Die aerobe (sauerstoffabhängige) Energiebereitstellung

Beim Sport wird vom Herzen über das Blut vermehrt Sauerstoff in den Körper und insbesondere die aktive Muskulatur gepumpt. Reicht der Sauerstoff zur Deckung des muskulären Bedarfs, steht die aerobe Energiebeschaffung im Vordergrund. Dabei werden Kohlenhydrate und Fette über eine Vielzahl von Einzelschritten zu Kohlendioxid, Wasser und Energie in Form von sogenanntem ATP (Adenosintriphosphat = energiereiche Phosphate) abgebaut.

Da als Nebenprodukt der relativ großen Energieausbeute lediglich Kohlendioxid und Wasser, sozusagen Mineralwasser, anfällt, kann man beherzt von einem elegan-

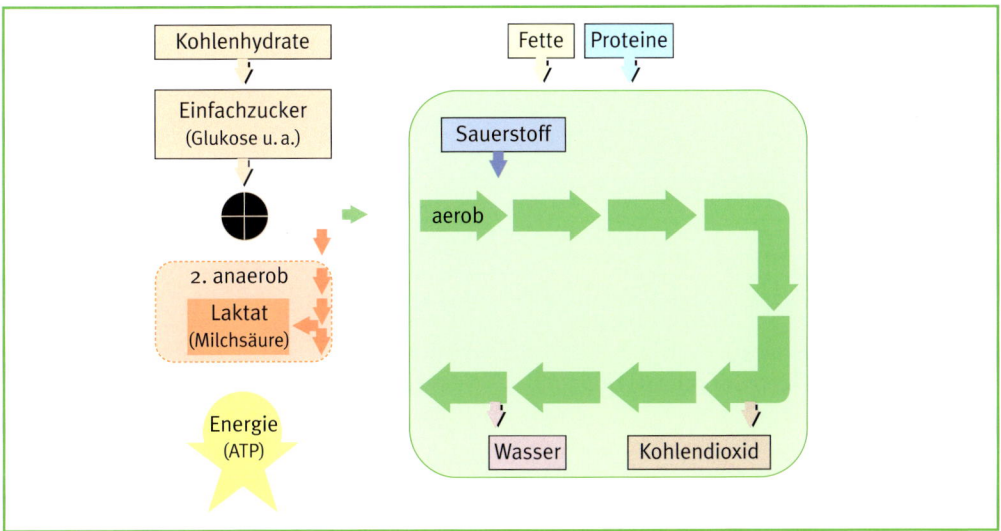

Aerobe und anaerobe Energiegewinnung

ten und »schadstofffreien« Verbrennungs-vorgang sprechen.

Wenn die Belastungsintensität – also beispielsweise beim Dauerlauf die Geschwindigkeit – ein individuell vom Trainingszustand abhängiges Maß überschreitet, reicht der Sauerstoffnachschub für den aeroben Abbaumechanismus nicht mehr aus. Notgedrungen wird dann der zweite Weg, die anaerobe Energiegewinnung, zunehmend mit genutzt.

Die anaerobe Energiebereitstellung

Diese schnelle, sauerstoffunabhängige Abkürzung auf dem Weg zur Energie hat den Nachteil, dass als »Abfallprodukt« Laktat (Milchsäure) anfällt. Laktat führt zu einer zunehmenden Übersäuerung der Muskulatur. Die Folgen bekommt man als unange-nehmes »Schweregefühl« und »Brennen« der Muskeln bei gleichzeitiger Luftnot zu spüren.

Ein weiterer gesundheitlicher Nachteil ist die rasche und hohe Ausschüttung von Stresshormonen. Die anaerobe Energiebereitstellung ist vor allem für kürzere, sehr intensive Beanspruchungen im Leistungs-oder auch Freizeitsport (z. B. leichtathletischer 100-, 200- oder 400-m-Lauf) von Bedeutung.

Energiestoffwechsel bei Bewegung und Sport

Aerobe und anaerobe Stoffwechselwege werden zwar gleichzeitig genutzt, aber je nach Belastungsintensität mit unterschiedlicher Gewichtung. Wie in der Abbildung oben ersichtlich, gibt es zunächst eine gemein-

Unser Rat

Übertreiben macht »sauer«. Wird zu intensiv trainiert (z. B. zu hohe Laufgeschwindigkeit), können der Abtransport und die Verwertung von Laktat mit der zwangsläufig zunehmenden Laktatbildung nicht mehr Schritt halten. Die Laktatkonzentration steigt dann stetig an, das Training wird »ungesünder«.

same Wegstrecke. An der anschließenden »Weggabelung« wird dann je nach Beanspruchung und Trainingszustand der Stoffwechsel mehr in die »saubere« aerobe oder die »saure« anaerobe Richtung gelenkt.

Mit Ausdauer dauerhaft gesünder

Bei einem Ausdauertraining wie beispielsweise Jogging wird nach einer kurzen »Warmlaufphase« die Energie überwiegend aerob bereitgestellt.

Gleichzeitig wird die anaerobe Abkürzung nur wenig mitgenutzt, sodass nur geringe Mengen an Laktat gebildet werden. Dieses Laktat wird aber rasch aus der Muskulatur über das Blut abtransportiert und in verschiedenen Organen verwertet (z. B. im Herzen als »Brennstoff« oder in der Leber zum Neuaufbau von Kohlenhydraten).

Beim aeroben Training stellt sich ein Gleichgewicht zwischen Laktatanfall sowie Ausschleusung und Verwertung ein, sodass ein konstant niedriges Milchsäureniveau gewährleistet ist.

Förderung der Sauerstoffaufnahme

Einen Schlüssel zum Verständnis der einzigartigen, erstaunlich ganzheitlichen Wirkung von Sport stellt die bei gesundheitssportlicher Aktivität im Vergleich zur Ruhe um ein Mehrfaches (etwa 5- bis über 8-fach) erhöhte Sauerstoffaufnahme dar.

Durch die dynamische Aktivierung wie exemplarisch beim Laufen oder Walking kann diese über die Lunge einströmende Sauerstoffflut mit Unterstützung der gleichzeitig mitarbeitenden Partner wie Herz und Kreislauf, Nervensystem, Stoffwechsel und Hormone eine Vielzahl von Zellen erreichen und »erfrischen«.

Dieser Effekt lässt sich in dieser Perfektion ausschließlich durch ausdauerorientierten Sport erzielen. Je besser die beteiligten Helfer trainiert und eingespielt sind, desto mehr Sauerstoff können wir in unseren Körper hineinschleusen.

Mit diesem Zugewinn an Sauerstoff wird auch der positive Gesundheitseffekt verständlich, der mit dem Ausdauertraining unmittelbar verbunden ist.

Mit dem Alter weniger Sauerstoff

Untrainierte jüngere Erwachsene können ihre Sauerstoffaufnahme zum Beispiel beim sehr schnellen Laufen kurzzeitig auf das mehr als 10-fache des Ruhewertes steigern. Ab dem 30. Lebensjahr nimmt allerdings diese sogenannte maximale Sauerstoffaufnahme um ungefähr ein Prozent pro Lebensjahr ab. Durch Ausdauertraining kann man diesen Abwärtstrend umkehren. Freizeitsportler können im Vergleich zu Bewegungsmuffeln eine um 50 Prozent höhere maximale Sauerstoffaufnahmefähigkeit erreichen.

Diese nimmt zwar auch im Altersgang ab, aber auf sehr viel höherem Niveau (siehe Abbildung unten rechts).

Sauerstoff-»Comeback« durch Training

Wenn man also bedenkt, dass der altersbedingte Rückgang der Leistungsfähigkeit und der maximalen Sauerstoffaufnahme ab dem 30. Lebensjahr pro Jahr ein Prozent beträgt, lässt sich der verblüffende Anti-Aging-Effekt von Ausdauertraining leicht nachrechnen. Ein ambitionierter älterer Freizeitsportler, beispielsweise ein Jogger von 70 Jahren, hat ohne Weiteres noch eine höhere maximale Sauerstoffaufnahme als ein untrainierter 30-Jähriger (siehe Abbildung unten).

Der Sportler kann ausgehend von der höheren maximalen Sauerstoffaufnahme beim submaximalen Ausdauertraining mehr Sauerstoff in die Zellen transportieren.

Bis ins hohe Alter trainierbar

Das für die allgemeine Fitness aber auch die Gesunderhaltung so wichtige aerobe System lässt sich bis ins hohe Alter hervorragend trainieren.

Neben den positiven Wirkungen ist dieses dauerhafte Potenzial an Trainierbarkeit eine wichtige Voraussetzung für den lebenslangen Nutzen von Ausdauertraining.

Unser Rat

Auch körperliche Aktivierung, z. B. durch Hausarbeit, Gartenarbeit, Treppensteigen etc. sind sinnvolle Gegenspieler zu einem ansonsten oft statischen, sitzenden Alltagstrott. Aber weder die gesundheitlichen Effekte noch die Auswirkungen auf die körperliche Fitness können mit denen von regelmäßigem Ausdauertraining konkurrieren.

Insbesondere ist der Sauerstoffsog in die Zellen viel geringer im Vergleich zu einem kontinuierlichen Ausdauertraining mit mittlerer Intensität.

Um es mit einem technischen Vergleich zu erklären: Das Ausdauertraining ähnelt der ruhigen Überlandfahrt mit dem Auto im mittleren Drehzahlbereich; Treppensteigen und Hausarbeit entsprechen mehr dem Berufsverkehr mit »Stop and Go«.

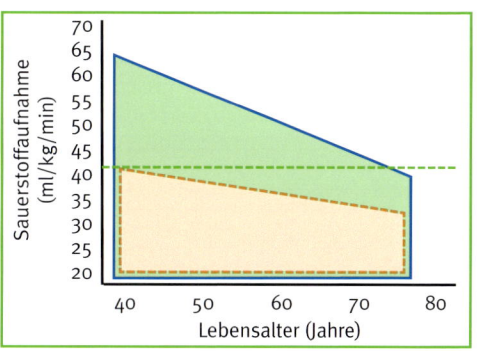

Abnahme der maximalen Sauerstoffaufnahme mit dem Alter (sportlich inaktive Person; rote untere Fläche) und Zugewinnchancen durch Training (grüne Fläche).

Auf einen Blick

Ausdauer beschreibt im Wesentlichen die Fähigkeit, auf dem »sauberen« aeroben Weg möglichst viel Energie pro Zeiteinheit produzieren zu können. Die »Kunst« des Gesundheitssportlers ist es, sich möglichst oft auf dieser »grünen Allee« der Energiebereitstellung zu bewegen. Die Belohnung ist eine optimale Sogwirkung von Sauerstoff in die Zellen.

Regelmäßig rezeptiertes Ausdauertraining wirkt wie eine verjüngende Sauerstoffkur für Ihren Körper und ganz besonders für Ihr Herz-Kreislauf-System.

Ausdauertraining beschert schon nach wenigen Wochen eine spürbare Verbesserung der Herz-Kreislauf-Arbeit und des Stoffwechsels. Das trainierte Herz schaltet sehr bald auf eine wirtschaftlichere Arbeitsweise um und muss dann für die gleiche Leistung weniger oft schlagen.

Diese Ökonomisierung macht sich sowohl in Ruhe als auch bei körperlichen Alltagsbelastungen (wie z. B. Treppensteigen) bemerkbar und führt zu einer Sauerstoffeinsparung. Gleichzeitig wird der Sauerstofffluss in unsere Zellen gefördert. Richtig dosiertes Ausdauertraining stärkt und entlastet gleichzeitig das Herz.

Parallel dazu wird die Energieausnutzung in der Muskulatur allmählich verbessert, sodass beim Abbau von Kohlenhydraten und Fetten weniger »Abfallprodukte« in Form von Laktat anfallen.

Bewegungsmangel schlägt rasch aufs Herz

Übrigens führt der Extremfall von Bewegungsmangel wie längere Bettlägerigkeit bereits nach wenigen Wochen zu einer Abnahme der maximalen Sauerstoffaufnahme um 10 bis 20 Prozent. Die Ruheherzfrequenz geht hoch, um den Leistungsverlust auf Kosten einer höheren »Drehzahl« auszugleichen.

Demgegenüber kann die Einnahme bestimmter Medikamente zu künstlich erniedrigten Herzfrequenzen führen. Die bei Herzerkrankungen häufig eingesetzten Betablocker und manche Kalzium-Antagonisten drosseln die Herzfrequenz in Ruhe und insbesondere auch bei körperlicher Belastung, sodass bei diesen Patienten um etwa 10 bis 20 % niedrigere Trainingsherzfrequenzen zu berücksichtigen sind.

Zahlen und Fakten

Eine sportlich aktive, 60- oder 70-jährige, gesunde Person kann ohne Weiteres eine höhere Sauerstoffaufnahme und körperliche Fitness aufweisen als ein gesunder, körperlich inaktiver 30-jähriger Mensch! Und unser Organismus nimmt dankbar Trainingsreize auch mit 50, 60, 70 oder mehr Jahren an und kann daraus Ausdauer, Kraft, Vitalität und nicht zuletzt auch Wohlbefinden und Lebensfreude im Alltag entwickeln. Körperlich inaktive Personen haben beispielsweise ein etwa doppelt so hohes Risiko, einen Herzinfarkt zu erleiden wie vergleichbare Menschen mit einem aktiven Lebensstil.

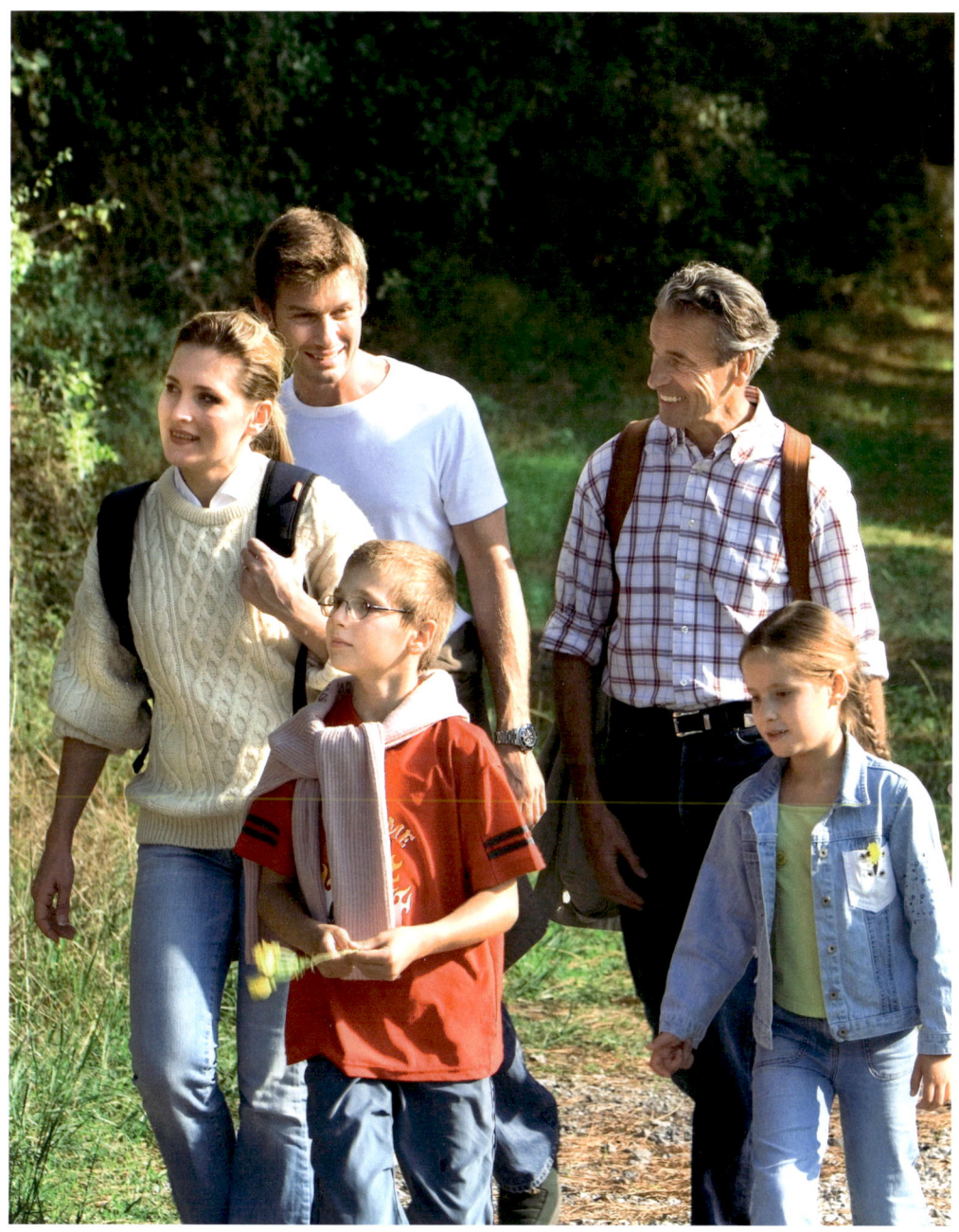

Wer schon als Kind viel mit der Familie »sportlich unterwegs« ist, hat sehr gute Chancen, diese gesunde Gewohnheit ein Leben lang beizubehalten.

Wie hoch ist das Guthaben auf Ihrem »Sportkonto«?

Sie pflegen einen aktiven Lebensstil? Hier können Sie überschlagen, wie stark Sie in den letzten 5 Jahren profitiert haben.

Für aktive Sportler

Was haben Sie in den letzten 5 Jahren auf dem Sportsektor in Ihre Fitness und Vitalität investiert? Ermitteln Sie Ihr Punkte-Guthaben auf dem »Sportkonto«.

Schritt 1

Welchen Sport betreiben Sie? Daraus ergibt sich der 1. Sportfaktor. Vergleichen Sie mit den Spalten in der Tabelle rechts »Eignung verschiedener Sportarten«, (Spalte 1 = besonders geeignet; Spalte 2 = eingeschränkt geeignet; Spalte 3 = bedingt geeignet). Was trifft am ehesten zu?

	1. Sportfaktor
● Überwiegend Spalte 1	5
● Überwiegend Spalte 2	3
● Überwiegend Spalte 3	1
● Zu etwa gleichen Teilen Spalte 1 und 2	4
● Zu etwa gleichen Teilen Spalte 1 und 3	3
● Zu etwa gleichen Teilen Spalte 2 und 3	2
● Zu etwa gleichen Teilen Spalte 1, 2, 3	2

Schritt 2

Wie viel Sport haben Sie in den letzten 5 Jahren gemacht? Multiplizieren Sie die durchschnittliche Stundenzahl pro Woche mit der Anzahl der aktiven Jahre (1 bis 5) und errechnen Sie so Ihre »Sportrate«. Daraus ergibt sich der 2. Sportfaktor.

Beispiel 1
im Mittel ca. 1,5 Stunden pro Woche seit 3 Jahren ergibt eine Sportrate von
1,5 mal 3 = 4,5
Beispiel 2
im Mittel ca. 3 Stunden pro Woche seit 5 Jahren ergibt eine Sportrate von
3 mal 5 = 15

	2. Sportfaktor
● Sportrate unter 5	1
● Sportrate zwischen 6 und 9	2
● Sportrate zwischen 10 und 14	3
● Sportrate zwischen 15 und 20	4
● Sportrate über 20	5

Schritt 3

Multiplizieren Sie beide Sportfaktoren. Das ergibt Ihr Punkte-Guthaben auf dem Sportkonto.

Beispiel
Sie betreiben überwiegend Sportarten aus Spalte 2 der Tabelle (bedingt geeignet):
● 1. Sportfaktor ist 3
  Ihre berechnete Sportrate liegt bei 8
● 2. Sportfaktor ist 2
  Ihr Sportkonto: 3 mal 2 = 6 Punkte

Auswertung

- Ihr Sportkonto liegt unter 10 Punkten: Der wichtige Einstieg ist geschafft. Sie sind noch nicht so lange »dabei« oder Sie können von etwas mehr, insbesondere auch ausdauerorientiertem Sport noch deutlich profitieren.
- Ihr Sportkonto liegt bei 11 bis 15 Punkten: Gut!
- Ihr Sportkonto liegt bei 16 bis 20 Punkten: Sehr gut!
- Ihr Sportkonto liegt über 20 Punkten: Vorbildlich! Sie machen sehr viel gesunden Sport und sind sicher topfit.

Ziel für Noch-Nicht-Sportler

Für alle »Neukunden« gilt: Sie sollten in den nächsten 5 Jahren ein Sportkonto von mindestens 10 Punkten aufbauen.

Eignung verschiedener Sportarten/Belastungsformen für ein präventives Training von gesunden Personen

besonders geeignet	eingeschränkt geeignet	bedingt geeignet
Ausdauer-Sportarten	**Intervallförmige Sportarten und Belastungsformen**	**Schnelligkeits-/Kraftdisziplinen**
- Laufen, Jogging	- Mannschaftsspiele:	- Sprinten
- (Nordic) Walking	Fußball	- (Maximal-)Krafttraining, Schnellkraft- und Maximalkraftübungen mit hoher Intensität
- Radfahren	Handball	
- Heimtrainer	Basketball	
- Schwimmen	Hockey	- Turnen
- Bergwandern		- Klettern
- Rudern	- Rückschlagspiele:	- Ringen
- Inline-Skating	Tennis	- Ski alpin
	Squash	- Windsurfen
	Badminton	- Volleyball
		- Tischtennis
	- Kraft-Ausdauer-Zirkel	- Reiten
	- Konditionsgymnastik	
	- Spinning	**Sportarten mit geringer physischer Beanspruchung**
	- Tanzsport	- Kegeln/Bowling
		- Golf
		- Schießen

Eingeschränkt geeignet bedeutet: teilweise abhängig von individuellen Fertigkeiten, Alter und Ausführung.
Bedingt geeignet bedeutet: nur als Ergänzung oder Ausgleich.

Sportliches Warm-up

Welche Dosis von Sport sollte ich mir gönnen, damit sich die erwünschten Anpassungen ausbilden können? Wie kann ich die für mich richtige Intensität beim Sport finden und kontrollieren, damit die Gesundheitseffekte optimiert und Risiken minimiert werden?

Wie viel und wie oft?

2- bis 3-mal in der Woche jeweils 20–30 min, das entspricht dem Mindesteinsatz an sportlicher Zeit, den man investieren muss,

Unser Rat

Eine optimale Gesundheitswirkung und auch eine deutliche Steigerung der körperlichen Leistungsfähigkeit werden bei einer Sportdosis von 3- bis 5-mal pro Woche, jeweils 40–60 min, realisiert. Aus organisatorischen Gründen hat sich auch folgendes Schema bewährt: 2- bis 3-mal in der Woche jeweils 30–45 min und am Wochenende eine längere Trainingseinheit von 60–90 min.
Dies entspricht übrigens nur einem Bruchteil der Zeit, die wir durchschnittlich pro Woche vor dem Fernseher verbringen, wobei sich beispielsweise Gymnastik oder auch ein Fahrradergometer-Training gut mit Fernsehen verbinden lassen.

um die beschriebenen Anpassungsvorgänge anlaufen zu lassen. Selbstverständlich können Sie auch häufiger trainieren. Davon profitieren neben Ihrer Gesundheit auch insbesondere Ihre Fitness.
Weitere Tipps in Abhängigkeit von der Belastungsform und detaillierte Trainingspläne finden Sie auf den Seiten 49 ff.

Wie intensiv?

Schwieriger als das »wie viel« und »wie oft« ist die Festlegung der geeigneten Intensität (also z. B. beim Walking oder Jogging die »gesündeste« Geschwindigkeit). Nach den Ausführungen über die Energiebereitstellung ist einleuchtend, dass die Intensität im aeroben Bereich sein sollte. Wie lässt sich das von der Theorie in die Praxis übertragen? Der aus Gesundheits- und Fitnessgründen günstige aerobe Bereich liegt bei etwa 55–70 Prozent der maximalen Leistungsfähigkeit. Das ist aber ein abstrakter Wert, da die maximale Leistung meist nicht exakt bekannt ist; zudem ist sie variabel und als physikalische Größe im Alltag schlecht anwendbar.

Steuerung

Sowohl die Erfahrung als auch wissenschaftliche Studien haben gezeigt, dass die alleinige subjektive Einschätzung seitens des Sportlers häufig zu einer Fehlbelastung führt. Die Anwendung einer einfachen Kenngröße für die adäquate Belastung ist deshalb hilfreich.

Eingebauter Drehzahlmesser

Im Auto gibt es bei gleicher Übersetzung eine klare Beziehung zwischen Drehzahl und Leistung (Geschwindigkeit). Unser Körper hat zwar keine Geschwindigkeitsanzeige, aber die Drehzahl können wir über die Herzfrequenz gut messen.

Aerob – anaerobe Schwelle

Sie markiert die Intensität, also beispielsweise die Laufgeschwindigkeit, die der Betreffende gerade noch im aeroben Bereich, also in einem Sauerstoffgleichgewicht, bewältigen kann. Wird die Geschwindigkeit über diese Schwelle gesteigert, kommt es relativ rasch zu einer Sauerstoffschuld mit der Notwendigkeit einer zunehmenden anaeroben Energiebereitstellung über vermehrte Laktatbildung. Die Herzfrequenz an dieser Schwelle liegt meist bei etwa 85 % der maximal möglichen Herzfrequenz. Wenn man den individuellen maximalen Puls bei der jeweiligen Belastungsform (z. B. Laufen) kennt, kann über die Herzfrequenz relativ gut der aerobe Bereich im Training angesteuert werden.

Vom Maximalpuls zum Trainingspuls

Der maximal mögliche Puls bei einer bestimmten Belastungsform (z. B. Laufen) hängt bei Gesunden im Wesentlichen vom Alter ab.

Unser Rat

Die Herzfrequenz ist die entscheidende Größe der Beanspruchung, da die Leistung als Geschwindigkeit oder Wattzahl neben der Messproblematik auch z. B. von Profil, Untergrund, Wind etc. abhängt, also nur unter standardisierten Bedingungen geeignet wäre.

Auf der Basis einer Vielzahl von Daten hat man deshalb folgende Gleichung für die Berechnung des durchschnittlichen Maximalpulses (Herzschläge pro Minute) beim Laufen aufgestellt:

Maximale Herzfrequenz beim Laufen
= 220 minus Lebensalter (in Jahren)

Wenn sich also 50-jährige gesunde Personen beim Laufen bis zur Erschöpfung belasten, kann im Mittel ein Puls von ca. 170/min erwartet werden.
Ausgehend von der Maximalleistung lässt sich zur Ansteuerung der oberen Begrenzung des aeroben Bereiches (etwa 85 % der maximalen Herzfrequenz) folgende Faustformel für die Herzfrequenzvorgabe beim Ausdauertraining ableiten:

Obere Trainingsherzfrequenz beim Laufen
= 200 minus Lebensalter (in Jahren)

Dieses Vorgehen kann auch auf andere Belastungsformen wie Walking, Radfahren oder Schwimmen übertragen werden. Allerdings muss man wissen, dass die maximal erreichbare Herzfrequenz und damit auch der davon abgeleitete Trainingspuls abhängig sind von der eingesetzten Muskelmasse (je mehr, je höher). Beim Radfahren, Walking oder Schwimmen ist sie deswegen niedriger im Vergleich zum Laufen.

Daraus ergeben sich folgende einfache Faustformeln für gängige Belastungsformen.

Herzfrequenzvorgaben

Faustformeln (Herzschläge/min) als Obergrenzen für das Ausdauertraining:

- Laufen: bis 200 minus Lebensalter
- Walking: bis 185 minus Lebensalter
- Radfahren: bis 180 minus Lebensalter
- Schwimmen: bis 170 minus Lebensalter

Bitte beachten: Diese Formeln basieren auf statistischen Mittelwerten, sind also »Durch-

schnittsgrößen«, die im Einzelfall »passen« können, häufig aber auch zu hoch oder zu niedrig sind. Wir werden deshalb an späterer Stelle einige Tipps geben, wie man ausgehend von den Faustformeln eine »Feinjustierung« zur Bestimmung seiner individuellen Trainingsherzfrequenz vornehmen kann.

Die Faustformeln gelten nur für Herz-Kreislauf gesunde Personen. Bei Herzerkrankungen wird der Trainingspuls nicht durch die Faustformel, sondern anhand von Beschwerden und Belastbarkeit auf der Basis einer ärztlichen Untersuchung mit Belastungs-EKG festgelegt. Der Trainingspuls beispielsweise von Koronarpatienten wird deshalb meist deutlich niedriger liegen, als es die Faustformeln beschreiben. Zusätzlich ist zu berücksichtigen, dass Herz-Kreislauf-Patienten häufig Medikamente einnehmen, die den Puls in Ruhe und während Belastung bremsen.

Mit Gefühl am Puls

So nützlich die Pulskontrolle ist, so falsch wäre es, sich immer zum »Sklaven« seiner Herzfrequenz zu machen. Gerade durch den Sport entwickelt sich auch das Gespür für rückmeldende Signale des Körpers, die bei der Belastungsgestaltung nicht ignoriert werden sollten. Es wird in der Praxis immer wieder Tage geben, an denen man sich weniger gut »in Form« fühlt und die gewohnte sportliche Betätigung subjektiv schwerer fällt. Dann sollte man sich nicht starr an seiner üblichen Herzfrequenz orientieren, sondern ganz bewusst diese Signale wahrneh-

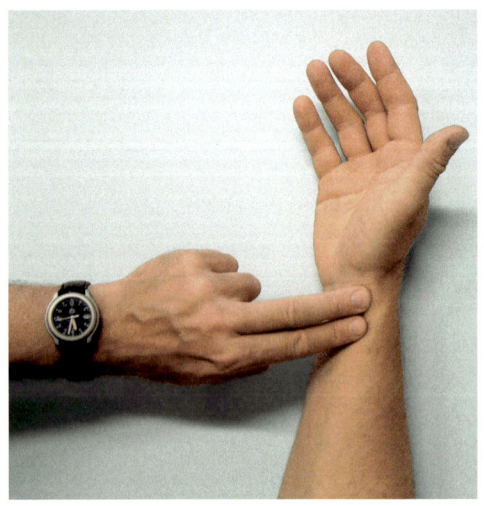

Pulsmessung am Handgelenk

men und entsprechend lockerer trainieren (z. B. beim Laufen Puls 15–20 Schläge/min niedriger als normalerweise). Auf diese Art wird der Sport an diesen Tagen als hervorragende aktive Regenerationsmaßnahme genutzt.

Bitte beachten: Sollte man sich allerdings nicht nur im Sinne einer »Tageskrise«, sondern regelmäßig im Training schlechter belastbar fühlen, ist sicherheitshalber zum Ausschluss eines verkannten gesundheitlichen Problems eine ärztliche Untersuchung angezeigt.

Praktische Durchführung der Pulsmessung am Handgelenk

Die Messung wird am besten mit der linken Hand am rechten Handgelenk durchgeführt (siehe Abb. links). Beim Blick auf die Handinnenfläche der rechten Hand legt man am daumenseitigen Rand der Handgelenksfurche zwischen Unterarm und Hand den Mittel- und Zeigefinger der linken Hand auf. Wenn man vom tastbaren knöchernen Außenrand des Unterarms etwa 1–1,5 cm mit beiden Fingern Richtung Handgelenksmitte wandert, »fällt man« automatisch in eine kleine Vertiefung, in der man dann insbesondere mit der Zeigefingerspitze den Puls gut tasten kann. Manchmal muss man sich 1–2 cm Richtung Ellenbogen orientieren, um die beste Taststelle zu finden. Bei dieser Methode blickt man dann auch automatisch auf die am linken Unterarm befindliche Uhr, sodass man die Sekunden mitzählen kann.

Pulsmessung am Hals

Bei der Pulsmessung an der Halsschlagader (Fingerspitzen von Zeigefinger und Mittelfinger der rechten Hand an der linken Halsseite) orientiert man sich am oberen Rand des Kehlkopfknorpels; von dort »wandert« man nach außen und kann dann am seitlichen Hals den Puls gut tasten. Dabei darauf achten, nicht mit dem Daumen der gleichen Hand auf der gegenüberliegenden Halsseite zu drücken. Immer nur einseitig und »gefühlvoll« den Puls tasten, da man bei beidseitigem Druck den empfindlichen Blutstrom zum Kopf einengen oder irritieren könnte.

Unser Rat

Der Puls wird in der Regel unmittelbar nach dem Training gemessen. Dabei ist zu beachten, dass die Herzfrequenz nach Belastungsabbruch rasch absinkt. Deshalb werden die Schläge nur 10 Sekunden lang gezählt und mit 6 multipliziert. Daraus resultiert dann die Herzfrequenz pro Minute. Aber bereits in den ersten 10 Sekunden nach Belastung liegt die Herzfrequenz in der Regel schon ca. 10 Schläge/min niedriger als in der unmittelbar zuvor durchgeführten Belastungsphase. Diese Anzahl muss also hinzugerechnet werden, um den realen Belastungspuls zu erhalten.
Pulsmessgeräte mit Brustgurt können auch während Belastung die Herzfrequenz exakt anzeigen.

Sportmedizinischer Check-up

Gesundheitsvorsorge basiert im Wesentlichen auf Eigenleistung. Der Arzt hat zunächst eine Beraterfunktion. Medizinische Vorsorgeuntersuchungen machen per se nicht gesünder. Trotzdem sind sie sinnvoll, um mögliche Risiken und noch »stille« Erkrankungen zu erkennen und um eigenes Engagement zu motivieren und zu steuern. Das betrifft wichtige Aspekte wie Gesundheitssport einschließlich der individuellen Belastungsdosierung sowie die Berücksichtigung medizinischer Kriterien bei der Auswahl geeigneter Bewegungsformen.

ziert. Das Vorgehen hängt von Alter, Geschlecht und individuellen weiteren Risikofaktoren ab. Bei eigenen Beschwerden und Vorerkrankungen am Herz-Kreislauf-System oder bei schwerwiegenden Herz-Kreislauf-Erkrankungen von Eltern, Geschwistern oder Kindern vor dem 40. Lebensjahr ist grundsätzlich (unabhängig vom Alter) eine ärztliche Konsultation angezeigt.
Der Arzt wird im Einzelfall über Inhalt und Umfang der erforderlichen Untersuchungen entscheiden und eine sportmedizinische Beratung durchführen.

Ärztliche Untersuchung

Auch wenn man sich gesund fühlt, ist eine ärztliche Vorsorgeuntersuchung oft indi-

Risikofaktoren

Darunter versteht man genetische Eigenschaften oder Gewohnheiten des Lebens-

Ratsame Untersuchungen abhängig von Risikofaktoren

»Gesund«, keine Beschwerden	Jünger als 35 Jahre (J)		Männer 35–45 J Frauen 35–50 J		Männer über 45 J Frauen über 50 J
Anzahl der Risikofaktoren (Rf)	0–2 Rf	Mehr als 2 Rf	0–1 Rf	Mehr als 1 Rf	Unabhängig von möglichen RF
Keine Untersuchung	x				
Vorgeschichte + körperl. Untersuchung		x	x	x	x
Labor (Blut/Urin)		(x)	x	x	x
Belastungs-EKG (Ergometrie)		(x)	(x)	x	x
Untersuchungsintervalle		3–5 Jahre	2–3 Jahre	2 Jahre	1–2 Jahre

x = empfohlen   (x) = bei Auffälligkeiten empfohlen

stils, die das Risiko für das vorzeitige Auftreten bestimmter Erkrankungen erhöhen. Eine Vielzahl wissenschaftlicher Studien hat gezeigt, dass bestimmte Veranlagungen und Verhaltensweisen häufiger zu Arteriosklerose und in der Folge zu Herz-Kreislauf-Erkrankungen führen (sogenannte kardiovaskuläre Risikofaktoren, s. Grafik rechts).

Man unterscheidet nicht-beeinflussbare und beeinflussbare Risikofaktoren. Bei ersteren meint »familiäre Disposition« das gehäufte oder frühzeitige (vor dem 60. Lebensjahr) Auftreten von Herz-Kreislauf-Krankheiten bei Eltern, Großeltern oder Geschwistern. Das männliche Geschlecht ist insofern ein Risikofaktor, als bei Männern im Vergleich zu Frauen Herz- und Gefäßerkrankungen insgesamt zwar nicht häufiger, aber in jüngerem Alter (insbesondere zwischen dem 45. und 60. Lebensjahr) auftreten.

Schutzfaktoren

Von besonderem Interesse sind die beeinflussbaren Risikofaktoren, weil man sie »manipulieren« kann und sie sich wechselseitig positiv beeinflussen können (z. B. kann der Blutdruck durch Gewichtsabnahme gesenkt werden). Wird der Bewegungsmangel durch sportliche Aktivität ersetzt, leistet man einen wichtigen aktiven Beitrag zur »Entschärfung« der in der Tabelle auf Seite 38 dargestellten Risikofaktoren.

Insbesondere Bluthochdruck (Hypertonie), Fettstoffwechsel- und Zuckerstoffwechselstörungen (z. B. erhöhtes Cholesterin und

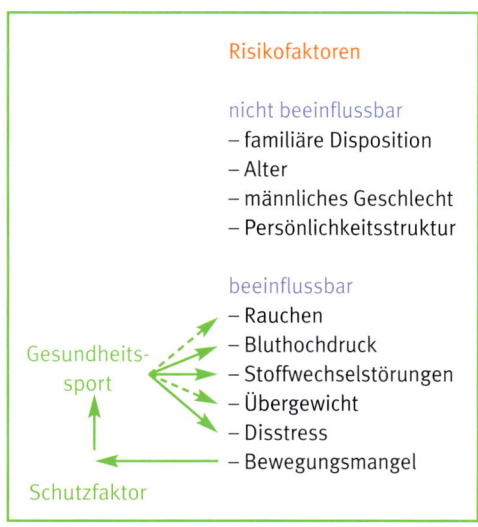

Risikofaktoren für vorzeitige Herz-Kreislauf-Erkrankungen – Gesundheitssport als Schutzfaktor

erhöhter Blutzucker) und Disstress (negativ empfundener Stress mit Überforderungs- oder Angstgefühlen) sind durch individuell dosierte Bewegung langfristig günstig zu beeinflussen.

Bei ausgeprägtem Übergewicht (Adipositas) ist Sport als Begleitmaßnahme zu einer zunächst notwendigen Ernährungsumstellung zu sehen. Übrigens haben Studien gezeigt, dass durch Sport und durch das damit häufig einhergehende gesteigerte Gesundheitsbewusstsein auch indirekt Nikotinkonsum und Ernährungsfehler günstig beeinflusst werden können. Auch bei einer notwendigen medikamentösen Therapie lassen sich durch Sport oft die Medikamentendosis reduzieren oder Präparate einsparen.

Die Risiken multiplizieren sich

Liegen mehrere Risikofaktoren vor, ist zu bedenken, dass diese sich in ihrer Wechselwirkung nicht addieren, sondern durch wechselseitiges »Aufschaukeln« mathematisch eher multiplizieren (gleichzeitiges Vorkommen von zwei Risikofaktoren erhöht das Risiko nicht auf das Doppelte, sondern auf das Drei- oder Vierfache etc.). Bei Risikofaktoren sollte man sich in Abhängigkeit vom individuellen Profil bereits in jüngerem Alter sicherheitshalber untersuchen lassen. Empfehlungen zu sportärztlichen Vorsorgeuntersuchungen sind in der Tabelle Seite 38 zusammengefasst.

Risiko akuter Infekt

Selbstverständlich sollte man bei akuten Infekten keinen Sport treiben, der Körper braucht in dieser Phase Schonung, um seine Kraft auf die Bekämpfung der Viren oder Bakterien zu konzentrieren. Sport könnte aus einem sonst banalen Infekt eine bedrohliche Erkrankung machen. Bei regelmäßiger sportlicher Aktivierung wird das Immunsystem gestärkt, die Infektneigung nimmt ab.

Bewegungstherapie bei chronischen Erkrankungen

Im Unterschied zu früher sprechen Ärzte bei Herz-Kreislauf-Patienten nur noch selten ein Sportverbot aus. Heute weiß man, dass dies langfristig meist schädlich ist und sich eine von ärztlicher Seite sehr akkurat zu dosierende Bewegungstherapie positiv auswirkt. Allerdings sind bei gesundheitlichen Problemen bzw. Vorerkrankungen ärztliche Untersuchungen unerlässlich, um anhand der Belastbarkeit adäquate Bewegungsformen und deren Dosierung zu gestalten. Ein sportmedizinisch versierter Arzt wird orientierend an den Diagnosen und Befunden den richtigen Weg finden.

Unser Rat

Insgesamt besteht die wirksamste Strategie darin, den Risikofaktor Bewegungsmangel als gefährlichen Ballast über Bord zu werfen und mit dem »globalen« Schutzfaktor Gesundheitssport in Fahrt zu kommen.

Kurzsichtig wäre es übrigens zu glauben, dass beim Nicht-Vorhandensein von manifesten Risikofaktoren körperliche Aktivität weniger wichtig oder gar überflüssig sei. Jeder trägt in sich neben den genannten klassischen Risikofaktoren eine große Anzahl von weiteren Risiken, die medizinisch nicht exakt oder nur mit großem Aufwand messbar sind und den Einsatz von Schutzfaktoren wie Gesundheitssport sinnvoll machen.

Nicht zu vergessen sind natürlich die kostenlosen Zugaben wie gesteigertes persönliches Wohlbefinden und Verbesserung von Fitness und Leistungsfähigkeit!

Wie hoch ist Ihr Herz-Kreislauf-Risiko?

Addieren Sie anhand der folgenden Frageliste Ihre Risikofaktoren. Vergleichen Sie dann mit den von Ihrem Alter und der Risikofaktorenanzahl abhängigen Empfehlungen bezüglich Vorsorgeuntersuchungen (siehe Seite 38).

Ihr Risikoprofil

- Sind in Ihrer Familie (Eltern, Geschwister) Herzkrankheiten (Herzkranzgefäß-Erkrankungen, Herzinfarkt, behandlungsbedürftige Herzrhythmusstörungen) vor dem 60. Lebensjahr aufgetreten? Oder hat in Ihrer Familie jemand vor dem 60. Lebensjahr einen Schlaganfall erlitten?
- Sind Sie Raucher/in?
- Wurden bei Ihnen häufiger erhöhte Blutdruckwerte gemessen (140/90 mm Hg oder höher in entspanntem Zustand)?
- Fühlen Sie sich im Beruf oder privat dauerhaft über- oder unterfordert und entwickeln sich daraus regelmäßig Ängste oder nervöse Anspannung? Oder können Sie stressbedingt häufiger oder über längere Zeit schlecht einschlafen und wachen nachts mehrfach auf?
- Sind Sie körperlich und sportlich eher inaktiv im Sinne von Bewegungsmangel?
- Liegt Ihr Body-Mass-Index (BMI) höher als 29 (siehe Tabelle Seite 18)?
- Wurde bei einer ärztlichen Untersuchung ein erhöhter Cholesterinwert festgestellt? Hat Ihr Arzt bei Ihnen erhöhte Blutzuckerwerte festgestellt (gestörte Glukosetoleranz)? Falls Cholesterin und Blutzucker noch nie oder seit längerer Zeit nicht mehr gemessen wurden, lassen Sie beides bei Ihrem Arzt kontrollieren.

Vorgeschichte, Beschwerden

Wenn Sie eine (oder sogar mehrere) der folgenden Fragen mit Ja beantworten, sollten Sie unabhängig vom Alter vor einer sportlichen Betätigung Ihren Arzt konsultieren!

Hatten Sie in der Vergangenheit bei körperlicher oder psychischer Belastung eine oder mehrere der folgenden Beschwerden:

- Kreislaufkollaps oder Bewusstlosigkeit?
- Länger andauernder Schwindel?
- Herzstolpern oder Herzrasen?
- Hatten Sie schon mehrfach insbesondere bei körperlicher oder psychischer Belastung oder bei Kälte ein beängstigendes Druckgefühl im Brustkorb?
- Fühlen Sie sich ungewohnt schnell außer Atem, z. B. wenn Sie mehr als 2 Stockwerke Treppensteigen?
- Schwellen Ihre Füße regelmäßig an, vor allem abends?
- Wird Ihnen bei körperlicher Anstrengung häufiger übel?
- Sind in Ihrer direkten Verwandtschaft (Eltern, Geschwister, Kinder) schwerwiegenden Herz-Kreislauf-Erkrankungen vor dem 40. Lebensjahr aufgetreten?

41

Ernährung – wichtige Zusatzpunkte

Gesunde Ernährung wird gerne zu einer scheinbar komplizierten und schwer verdaulichen Wissenschaft stilisiert. Der Ballast komplexer und zum Teil widersprüchlicher Empfehlungen verstellt gelegentlich den Blick auf das Wesentliche: Die Qualität und Quantität von Nahrungsmitteln unter Berücksichtigung individueller Gesichtspunkte. Konzentrieren Sie sich auf wenige und wichtige Modifikationen. Das Essen als geschmackliches und atmosphärisches Erlebnis soll nicht auf der Strecke bleiben!

Natürliche Ernährungsstrategien

Der »gesunde« Energieumsatz durch Sport sollte naturgemäß auch durch die Aufnahme

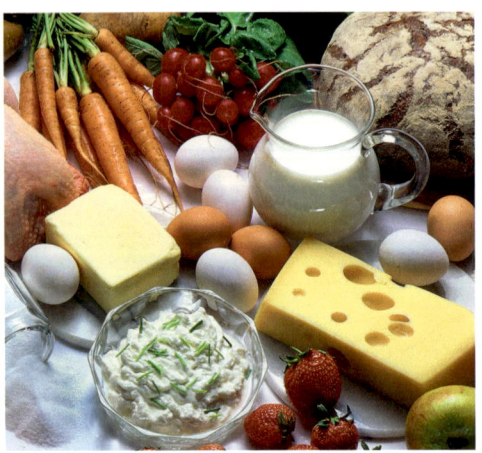

Die bewusste Auswahl frischer, hochwertiger und möglichst unverfälschter Lebensmittel hält uns fit und gesund.

»gesunder« Energieträger in der Ernährung ergänzt werden. Einen sauber arbeitenden, umweltfreundlichen Motor wird man nicht mit minderwertigem »Kraftstoff« füttern! Dass gesundes Essen und körperliche Bewegung tragende Stützpfeiler der Gesundheit sind, soll bereits der berühmte griechische Arzt Hippokrates vor fast 2500 Jahren mit seinem durch Erfahrung geprägten medizinischen Sachverstand erkannt und mit dem Satz umschrieben haben: »Die Gesundheit zu erhalten heißt: Nicht bis zur Sättigung essen und sich vor Anstrengungen nicht scheuen.« Der negative Umkehrbeweis zeigt sich dadurch, dass in heutiger Zeit die Kombination von Bewegungsmangel und Übergewicht zu den häufigsten vermeidbaren Todesursachen führt.

Nicht von der Stange – besser maßgeschneidert!

Wie beim Sport sollte man auch bei der Ernährung individuell denken. Identische Lebensmittel in vergleichbarer Menge können mittelfristig auf Grund unterschiedlicher Stoffwechselverhältnisse bei einer Person zur Überlastung (z. B. mit Gewichtszunahme oder Zucker- bzw. Fettstoffwechselstörungen) führen, von einer anderen Person jedoch ohne Probleme verdaut werden. Manche müssen zur Vermeidung von Gewichtsproblemen Süßwaren konsequent und stark einschränken, während andere etwas großzügiger sein können. Über die Jahre kann man sich selbst am besten einstufen und sollte dann eventuell ein strengeres Ernährungsregime einhalten.

Legere Disziplin statt starrer Diät

Prinzipiell geht es nicht um eine tiefgreifende und häufig dann nur kurzfristige Umstellung der Ernährung, sondern um das Abstellen individueller Ernährungsfehler, die das Wohlbefinden und die Gesundheit langfristig beeinträchtigen.

Pauschale Empfehlungen wie die Bevorzugung von Vollkornprodukten sind zwar im Allgemeinen richtig, können aber im Einzelfall aus Verträglichkeitsgründen auch ungünstig sein.

Übergewicht erfolgreich in die Zange nehmen

Um leichter zu werden, sollte man sich zunächst vom Ballast allzu beschwerlicher und üppiger Gebrauchsanweisungen befreien. Bei nüchterner Betrachtung werden die Zusammenhänge klarer und es ergibt sich folgendes Bild: Mit unserem Körpergewicht verhält es sich ähnlich wie mit unserem Bankkonto. Der aktuelle Stand resultiert aus dem, was ich über einen längeren Zeitraum eingezahlt habe, abzüglich dem, was ich abgehoben habe. Eingezahlt wird über Essen und Trinken, ausgezahlt vorwiegend über körperliche Aktivität. Dazwischen geschaltet ist allerdings der individuelle Stoffwechsel, der vor allem genetisch bedingt, aber auch verhaltensabhängig mehr oder weniger reibungslos funktio-

niert. Die Nahrungsverwertung ist in der Tat von Person zu Person unterschiedlich.

Bei identischer Kalorienaufnahme und vergleichbarer Aktivität bleibt die eine normalgewichtig, eine andere wird übergewichtig. Ernährungsfehler werden von manchen relativ gut verdaut, während andere z. B. Süßigkeiten in Rekordzeit als unerwünschte »Fettpolster« wiederfinden.

Aber ausgleichende Gerechtigkeit kann es dann beim Sport geben, da beispielsweise bei der Verbesserung der allgemeinen Fitness und dem Muskelaufbau ebenfalls individuelle Unterschiede bei der Ausbildung von Trainingseffekten bestehen.

Kleine Korrekturen – große Wirkungen

Der tägliche Energiebedarf hängt von Geschlecht (bei Frauen etwas niedriger), Alter, Gewicht und vor allem aktiver Tätigkeit ab. Im höheren Erwachsenenalter kann bei

Unser Rat

Einige grundsätzliche Überlegungen sind hilfreich: Je mehr industriell an natürlichen Lebensmitteln »manipuliert« wird, umso wahrscheinlicher ist, dass – bewusst oder unbewusst – ein Qualitätsverlust eintritt. Beispiele sind die Umwandlung von Kartoffeln zu Kartoffelchips oder von Muskelfleisch zu industriell gefertigten Wurstsorten, deren Inhaltsstoffe nicht mehr nachvollziehbar und im Zweifel eher minderwertig sind.

Unser Rat

Bei abwechslungsreicher Ernährung brauchen Sie auch als fleißiger Sportler nicht zusätzlich Mineralstoffpräparate oder Vitaminpillen einzunehmen! Investieren Sie das Geld besser in gute Sportschuhe oder einen Pulsmesser.

gleich bleibender Ernährung und Aktivität das Körpergewicht ansteigen, da durch Stoffwechselveränderungen und Verlust von Muskulatur der Energiebedarf unter Ruhebedingungen absinkt. Bei einem 30- bis 50-jährigen, 75 Kilogramm schweren Mann mit beruflicher Bürotätigkeit und auch sonst relativ geringer körperlicher Aktivität kann der tägliche Kalorienbedarf auf etwa 2300 Kilokalorien geschätzt werden. Bei einer 30-jährigen 65 Kilogramm schweren Frau mit ähnlicher Lebensführung kann von 1800 Kilokalorien pro Tag ausgegangen werden. Ein typisches Fast-Food-Menü mit einem Soft-Getränk deckt übrigens schnell etwa 50 Prozent Ihres täglichen Kalorienbedarfs.

Unter Ruhebedingungen (wie z. B. Fernsehen auf der Couch) kann man den Kalorienverbrauch auf etwa eine Kilokalorie pro Kilogramm Körpergewicht pro Stunde schätzen. Bei leichter Tätigkeit wie Büroarbeit ist vom Eineinhalbfachen auszugehen.

Der Energiegehalt von einem Kilogramm menschlichen Fettgewebe, das neben Fett auch Eiweiß, Mineralien und Wasser enthält, liegt bei 7000 bis 8000 Kilokalorien (kcal). Reduziert man die tägliche Essensmenge um 200 kcal (Verzicht auf z. B. 40 Gramm Schokolade oder Kartoffelchips), sind das in einem Jahr 73 000 kcal, was rechnerisch eine Gewichtsabnahme von 10 kg bedeutet. Allerdings muss gegenkalkuliert werden, dass bei abnehmendem Gewicht der Energieverbrauch sukzessive absinkt, die reale Abnahme etwa beträgt aber immer noch stattliche 6–7 kg.

Bewusster essen

Lohnenswert kann deshalb die systematische Selbstbeobachtung des Ess- und Trinkverhaltens sein, z. B. mit einem Ernährungstagebuch, um die Ursachen für erhöhte Energieaufnahme zu analysieren. Das schafft die Voraussetzung für die bewusste Selbstkontrolle, um diese Auslöser besser zu beherrschen (z. B. Vermeiden von »nebenbei« essen oder unkontrolliertes Essen durch gleichzeitig ablenkende Nebentätigkeiten).

Fettabsaugung versus Fettverbrennung

Als schneller und bequemer Weg, Fettpolster loszuwerden, wird zunehmend insbesondere in den Medien die chirurgische Fettabsaugung propagiert. »Teuer« erworbener Wohlstandsbauch und Hüftspeck werden für ein paar Tausend Euro quasi im Schlaf zur Strecke gebracht.

Die Fettabsaugung kann als medizinische Maßnahme für definierte Patienten sinnvoll sein. Ansonsten ist sie lediglich eine kosmetische Korrektur an bestimmten Körperstellen, vergleichbar mit Ausbesserungsarbeiten an kleineren Schwachstellen der Fassade. Weder Übergewicht als solches, erst recht nicht seine Ursachen und drohende gesundheitliche Folgen, lassen sich durch diesen lokalen künstlichen Eingriff beheben. Die natürlichste, sauberste und ganzheitlich wirksame Art, billige Fette loszuwerden und dafür wertvolle Muskulatur aufzubauen, ist sportliche Aktivität. Fette lassen sich so rückstandsfrei in Energie auflösen.

Erst weniger essen – dann mehr Sport treiben

Um messbar das Gewicht alleine durch Sport zu reduzieren, ist ein zusätzlicher Energieverbrauch von ca. 2500 kcal/Woche erforderlich. Das entspricht einem Umfang von mindestens 5 Stunden zusätzlicher körperlicher Bewegung pro Woche. Würde ein Übergewichtiger und bisher Untrainierter allzu forciert über exzessiven Sport versuchen, normalgewichtig zu werden, könnte es rasch zu gesundheitlichen Problemen insbesondere am Bewegungsapparat kommen. Auch von der anderen Extremvariante, den sogenannten Crash-Diäten, sind seit Jahren negative gesundheitliche Folgen bei schlechter Langzeitwirkung bekannt. Allerdings ist es weniger aufwendig, durch weniger Essen Gewicht zu verlieren, als durch mehr Sport. In 10 Minuten lassen sich leicht mehr »Kalorien« verspeisen als in einer Stunde Walking verbrennen. Wollen Sie bei-

spielsweise eine Portion Curry-Wurst mit Pommes durch Ihren Mittagsspaziergang wieder ausgleichen, müssten Sie ca. 3 Stunden einkalkulieren!
Die ersten Schritte sollten sinnvollerweise deshalb nicht auf dem Trainingsplatz, sondern am Esstisch stattfinden. Ernährungskorrekturen sind anfangs einfacher umsetzbar. Der sportliche Einstieg sollte langsam und über mehrere Monate aufbauend erfolgen. Mit zunehmender Fitness und gleichzeitig abnehmendem Gewicht, fällt es dann immer leichter, die sportliche Karriere zu intensivieren. Umgekehrt erschwert durch übermäßiges Essen entstehendes Übergewicht die körperliche Aktivität, sodass sich schnell ein Teufelskreis ausbildet. Bewegung ist zudem hervorragend geeignet zur Gewichtserhaltung nach einer Phase der Gewichtsreduktion. Um das Gewicht zu stabilisieren, sind etwa 3 Stunden sportliche Aktivität pro Woche mit einem Energieverbrauch von 1500 kcal zielführend.

Am besten – die Doppelstrategie

Wurden die Seuchen früherer Jahrhunderte wie Pest und Cholera durch schlechte Hygiene und Mangelernährung verbreitet, so geht heute paradoxerweise die Gefahr von der Überernährung in den reichen Ländern aus. Kalorienaufnahme auf der einen Seite und Kalorienverbrauch auf der Gegenseite müssen ausgeglichen sein, um die Waage im Gleichgewicht zu halten. Die Ernährungsumstellung auf eine kalorienreduzierte und ausgewogene Kost ist eine Verhaltens- beziehungsweise Vermeidungsstrategie, die

Aufmerksamkeit und Disziplin erfordert, aber relativ wenig zeitlichen Aufwand. Um den gleichen Effekt auf der Gegenseite durch Kalorienverbrauch über Sport zu erreichen, ist ein nicht unerheblicher zeitlicher Einsatz unabdingbar. Der in der Praxis sich fast immer einstellende Spaß an der Bewegung hilft über diese Hürde hinweg. Das harmonische Zusammenspiel von Ernährung und körperlicher Aktivität ist der beste Weg zur frühzeitigen Lösung von Gewichts- und Figurproblemen und zur langfristigen Reduktion vielfältiger gesundheitlicher Risiken.

Die Ernährung ist auf diesem Feld das erste Standbein, der Sport das zweite und den sichersten Halt gewährleistet das Abstützen auf beide.

Glykämischer Index und glykämische Last

Dem interessanten Prinzip des glykämischen Index und der glykämischen Last liegt zu Grunde, dass unterschiedliche Lebensmittel nach dem Essen zu einem mehr oder weniger schnellen und hohen Anstieg des Blutzuckerspiegels führen. Im Unterschied zum glykämischen Index trägt die glykämische Last sowohl der Art der zugeführten Kohlenhydrate als auch der tatsächlich verzehrten Menge an Kohlenhydraten Rechnung. Kostformen mit niedrigem Index kurbeln die Insulinausschüttung weniger an und haben günstigere Wirkungen auf Hungergefühle, Grundumsatz, Fettstoffwechsel und Insulinempfindlichkeit.

Alltägliche Ernährungstipps

Häufige Fehlermuster, die sich relativ einfach korrigieren lassen, sind beispielsweise:

- Zu viel und dabei zu wenig abwechslungsreich essen.
- Zu fett und zu süß mit zu wenig »guten«, komplexen Kohlenhydraten wie Brot, Kartoffeln, Reis oder Nudeln (möglichst als Vollkornprodukte), die neben Mineralien und Vitaminen auch Ballaststoffe enthalten.
- Zu wenig natürliche pflanzliche Nahrungsmittel (Obst, Gemüse, Salate und pflanzliche Öle wie Sonnenblumenöl, Olivenöl, Maiskeimöl, Rapsöl, Distelöl).
- Zu geringe Flüssigkeitsaufnahme mit negativen Auswirkungen auf Stoffwechselabläufe und Blutfluss. Empfehlenswert sind 1,5–2 Liter am Tag. Gut sind Mineralwässer, auch mit Fruchtsäften gemischt.

Folgende kleine »Tricks« sollten Sie sich gegebenenfalls antrainieren:

- Entscheiden Sie sich beim Einkauf für wenig verarbeitete Wurst- und Fleischprodukte, bei denen man Muskel und Fett gut differenzieren kann (z. B. Schinken, Braten etc.).
- Kaufen Sie kleinere, dafür höherwertige Fleischportionen ein und mindestens einmal pro Woche Fisch. Verwenden Sie mehr Beilagen (Kartoffeln, Reis, Nudeln, Gemüse und Salate). Dabei Soßen eher sparsam dosieren.
- Pflanzliche Öle können großzügig konsumiert werden, reduzieren sollte man

gehärtete Fette, die häufig in industriell gefertigten Backwaren, Fertiggerichten oder salzigen Snacks enthalten sind.

- Wenn »Süßigkeiten«, dann solche mit nicht zu hohem Fettgehalt (Marmelade, Honig, Fruchteis, trockener Kuchen oder Obstkuchen ohne Sahne).
- Vermeiden Sie Zwischenmahlzeiten mit schnell resorbierbaren Kohlenhydraten. Süße Kleinigkeiten machen großen Stoffwechselstress, jagen das Insulin hoch, bewirken nachfolgend erneute unangenehme Heißhungerattacken und führen so in einen Teufelskreis.
- Seien Sie während Ihrer Aktivitätsphase tagsüber beim Frühstück und Mittagessen eher etwas großzügiger, abends etwas strenger. Das Abendessen sollte eher eiweißreich sein, Kohlenhydrate und insbesondere Süßigkeiten können zu einer im Schlaf ungünstigen Hormonkonstellation führen (erhöhte Insulinwerte, Hemmung des Wachstumshormons).

So können Sie Ihr Essverhalten trainieren:
- Essen Sie nur dann, wenn Sie Hunger haben (nie unüberlegt aus Gewohnheit, Langeweile, etc.). Essen Sie nicht, bis der Teller leer ist, wenn Sie bereits vorher satt sind. Besser mit kleineren Portionen anfangen und gegebenenfalls nachfassen.
- Essen Sie, bevor Sie der Heißhunger »überfällt«. Dazu kann man sich z. B. bei der Arbeit »Lückenfüller« bereithalten (Obst, Joghurt, Brot mit leicht verdaulichem Belag wie magerem Käse oder magerem Fleisch).

- Essen Sie bewusst langsam! Wer zu schnell isst, gibt seinem Körper nicht die Zeit, das Sättigungsgefühl wahrzunehmen. Beginnen Sie die Hauptmahlzeit mit einer Vorspeise (Suppe, Salat, etc.).

Ernährung und Training

Bezogen auf das gesundheitssportliche Training sind nur wenige zusätzliche Aspekte von Relevanz.

Natürlich sollten Sie 1–2 Stunden vor dem Training keine größere oder schwer verdauliche Mahlzeit mehr zu sich nehmen. Auch sollte man vor dem Training keine Süßigkeiten oder Traubenzucker essen, da sonst als Gegenregulation des Stoffwechsels eine unangenehme Unterzuckerung auftreten kann.

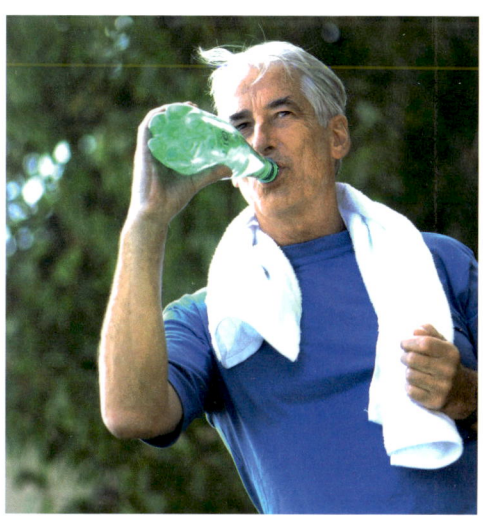

Nicht zu unterschätzen: der erhöhte Flüssigkeitsbedarf bei sportlicher Bewegung.

Den Flüssigkeitshaushalt in der Balance halten

Bei Trainingsbelastungen bis etwa 60 min ist das Trinken währen des Trainings nicht unbedingt erforderlich. Es reicht wenn Sie vorher ca. 0,2 Liter trinken und danach (auch bei fehlendem Durstgefühl) ca. 0,5–1 Liter (hängt von der Belastungsintensität, Wetter etc. ab). Bewährt haben sich Mischungen von 3 Teilen Mineralwasser (am besten magnesiumreich d. h. etwa 100 mg/Liter) und 1 Teil Obstsaft (insbesondere Apfelsaft). Aber auch normales Leitungswasser ist ausreichend.

Bei längeren Trainingseinheiten, was vor allem beim Radfahren häufiger der Fall sein kann, sollte man eine oder mehrere Trinkflaschen, am besten mit einer Fruchtsaftschorle (siehe oben) gefüllt, mitnehmen. Auch 1 oder 2 »Energieriegel« mit nicht zu hohem Fettanteil sollten dann nicht fehlen.

Erfolgsduo: Ernährung und Bewegung

Am Beispiel des Hormons Insulin lässt sich das harmonische Zusammenspiel demonstrieren. Insulin ist ein in der Bauchspeicheldrüse gebildetes Hormon, das bei der Zuckerverwertung eine Schlüsselrolle spielt. Es hemmt aber auch den Fettabbau und lässt die Fettpolster wachsen. Auch weitere Hormone im Fettgewebe werden durch Fehl- und Überernährung dauerhaft »genervt« und das Gleichgewicht zwischen Sättigungsgefühl und hormoneller Steuerung

wird ausgehebelt. Wenn man über längere Zeit zu viel und zu süß isst, erhöht sich dauerhaft der Insulinspiegel im Blut. Das Insulin versucht mit vermehrtem Einsatz den Blutzuckerspiegel zu senken und die übergroße Menge an Kohlenhydraten in die Muskelzellen zu pumpen. Die Muskulatur sperrt sich nach einiger Zeit gegen das Überangebot, da sie damit nichts anfangen kann.

Den stärksten Reiz auf die Insulinausschüttung bewirkt eine zuckerreiche Mahlzeit, während insbesondere ausdauersportliche Betätigung die stärkste Insulinbremse ist. Eine wichtige Funktion des Insulins besteht darin, den über die Mahlzeit ins Blut gelangenden Zucker in die Muskelzellen zu schleusen. Die gleiche Wirkung hat auch Sport, sodass durch Bewegung Insulin eingespart wird.

Insulin wirkt wieder besser

Bei regelmäßiger sportlicher Aktivität hingegen nimmt die Muskulatur wieder dankbar die Kohlenhydrate aus dem Blut und die Fette aus den Depots zur notwendigen Energiegewinnung auf. Der Insulinspiegel normalisiert sich und die Fettpolster schmelzen, wenn auch nicht ganz so schnell wie Eis in der Frühlingssonne. Um die oft über Jahre entstandene Stoffwechselschieflage wieder ins Lot zu bringen, braucht es mehrere Wochen, in denen auf der Waage zunächst relativ wenig passiert. Das sollte Sie aber keineswegs demotivieren, denn die Effekte durch mehr Bewegung kommen zwar langsamer, dafür aber mit Sicherheit und Beständigkeit.

Das Training überlegt planen und realisieren

Ohne eine auf die individuellen Verhältnisse zugeschnittene Planung bleibt die sportliche Aktivität häufig im Alltagstrott auf der Strecke. Hinzu kommt, dass ein nur unregelmäßig stattfindendes Training aufgrund der dann fehlenden Fitnessentwicklung jedes Mal aufs Neue schwerfällt.

kann und sich der träge gewordene Körper zunächst etwas sträubt. Mit etwas Disziplin muss man sich durch diese Phase durchtrainieren. Der Vitalitäts- und Fitnesszuwachs und die sich einstellenden Erfolgserlebnisse schlagen sich schnell im Alltag positiv nieder und motivieren.

Entscheidende Impulse

Nach einem anstrengenden Arbeitstag neigt man dazu, sich eher auf dem bequemen Sessel niederzulassen als sich die Sportschuhe anzuziehen und aktiv zu werden. Die Müdigkeit nach in der Regel mehr geistig-mentalen als körperlichen Beanspruchungen im Alltag wird so auf Dauer durch die körperliche »Schlappheit« und nachlassende Fitness noch verstärkt. Es bedarf eines gewissen Anfangsschwungs, um sich aus diesem Teufelskreis heraus zu bewegen. Denn gerade dann, wenn man sich »ausgebrannt« fühlt, sollte man häufiger dem eingefahrenen Reflex, nichts zu tun, entgegentreten und ohne Umschweife den Ausgleich und die energetische Aufladung durch körperliche Aktivierung angehen.

Anstrengende Anfangszeit

Wer über längere Zeit »unbeweglich« war, muss in den ersten Trainingseinheiten einkalkulieren, dass nach einer »Einrostphase« die Bewegung unangenehm schwerfallen

Checkliste vor dem Start – Trainingsdosierung für Einsteiger

Geeignete Einstiegsformen für das Ausdauertraining sind vor allem Walking und Radfahren. Beim Joggen wird sich der Anfänger

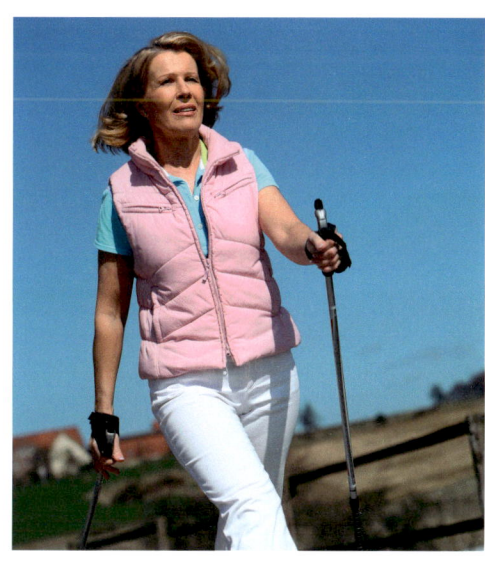

Walking ist die ideale Einstiegssportart für ein Ausdauertraining.

Unser Rat

Frische und Regeneration lassen sich am wirkungsvollsten durch die ausgewogene Kombination aus Ruhe und körperlicher Aktivität wiedergewinnen. Wenn man diese Erfahrung erst einmal gemacht hat, wird man sie regelmäßig suchen.

in der Regel rasch überlasten, kenntlich daran, dass die Atmung krampfhaft wird und man vergeblich versucht, ausreichend Sauerstoff für die erwünschten Verbrennungsprozesse in den Körper hinein zu hecheln (vgl. auch Trainingspläne mit z. B. Trabintervallen im Praxisteil Joggen). Empfehlenswert ist auch eine Kombination von Ausdauertraining plus Kräftigungsgymnastik oder Kraftausdauertraining, um gezielt neben der Fettverbrennung die Muskulatur insbesondere im Rumpfbereich aufzubauen.

Voraussetzungen

- Gesund, keine Beschwerden. Gegebenenfalls sicherheitshalber ärztliche Vorsorgeuntersuchung (siehe Empfehlungen Seite 38)
- Pulsuhr zur Kontrolle der Herzfrequenz ist zu empfehlen, angemessene Ausrüstung (siehe Praxisteil der einzelnen Sportarten)

Der Trainingsumfang

Das Punkteschema (siehe Tabelle unten) gibt Ihnen einen Überblick über die erforderlichen wöchentlichen Trainingszeiten, um Gesundheit und Fitness in Schwung zu halten. Im praktischen Teil werden Sie bei der Ausübung der jeweiligen Sportart über einen Trainingsplan innerhalb einiger Wochen an diesen Mindestumfang herangeführt. Ein behutsamer und gezielter Aufbau ist essenziell!

Beispiel: Eine einstündige Trainingseinheit Walking zählt 3 Punkte.

Das Wochenziel sollten mindestens 9 Punkte sein. Davon mindestens 7 »grüne« Punkte aus den Ausdauersportarten.

Bewegungspunkte für Trainingseinheiten und Alltagsaktivität

Bewegungspunkte	1 Punkt	2 Punkte	3 Punkte	4 Punkte
Walking	20 min	40 min	60 min	80 min
Jogging	15 min	30 min	45 min	60 min
Radfahren	30 min	60 min	90 min	120 min
Schwimmen	20 min	40 min	60 min	80 min
Gymnastische Übungen	45 min	90 min		
Alltagsaktivität (z. B. »zu Fuß gehen«, Gartenarbeit)	60 min	120 min		

Die Trainingsintensität

Ansteuerung einer Herzfrequenz für das aerobe Ausdauertraining: Abhängig vom Alter lässt sich an Hand der sog. Faustformeln (s. Seite 35) orientierend die obere Frequenz des aeroben Bereichs abschätzen. Aufgrund der im Vorkapitel dargestellten Fehlermöglichkeiten erfolgt in den folgenden Schritten eine individuelle Justierung.

● **Kriterium 1: Herzfrequenz**

Beginnen Sie Ihr Training in der jeweiligen Belastungsform mit einer Herzfrequenz, die 10 bis 15 Schläge unter der Faustformel liegt. Beispiel: Walken, Alter 50 Jahre, nach Faustformel obere Trainingsherzfrequenz 185–50 = 135/min, Einstiegsvorgabe 120–125/min.

● **Kriterium 2: Wohlbefinden**

Sie sollten sich angestrengt, aber nicht unwohl fühlen. Der Belastungsreiz sollte nach einigen Trainingseinheiten Ihren »Kopf« nicht dominieren; die Wahrnehmung von Umwelt und Umgebung, kreatives Denken etc. sollte zunehmend möglich sein.

● **Kriterium 3: Atmung**

Mit einem realen oder fiktiven Partner sollten Sie sich zwar etwas mühsam, aber doch noch artikuliert unterhalten können. Messen Sie Ihre Atemfrequenz: Zählen Sie am einfachsten jeweils beim Ausatmen über ½ Minute mit. Die Atemfrequenz sollte in der Regel in einem Bereich von 12–14 Atemzügen pro 30 Sekunden liegen. Den Atem-

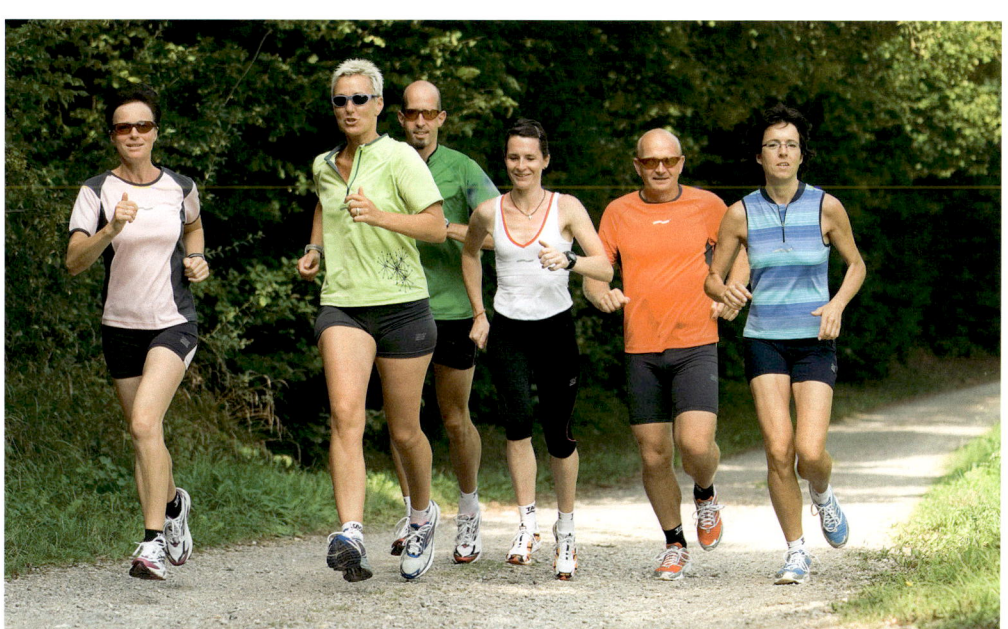

Gemeinsam Sport zu treiben stärkt die Motivation. Allerdings sollte dabei kein Konkurrenzdruck aufkommen.

Der Trainingspuls für verschiedene Sportarten

Maximaler Puls Walking-Test (Schläge/min)	Trainingspuls Walking	Trainingspuls Jogging	Trainingspuls Radfahren	Trainingspuls Schwimmen
200	160–164	172–176	156–160	148–152
195	156–160	168–172	152–156	144–148
190	152–156	164–168	148–152	140–144
185	148–152	160–164	144–148	136–140
180	144–148	156–160	140–144	132–136
175	140–144	152–156	136–140	128–132
170	136–140	148–152	132–136	124–128
165	132–136	144–148	128–132	120–124
160	128–132	140–144	124–128	116–120
155	124–128	136–140	120–124	112–116
150	120–124	132–136	116–120	108–112
145	116–120	128–132	112–116	104–108
140	112–116	124–128	108–112	100–104

rhythmus kann man auch anfangs durch leises, »gedankliches« Mitzählen verinnerlichen: 13, 14 beim Ausatmen; 15,16 beim Einatmen; 17, 18 beim Ausatmen; 19, 20 beim Einatmen.

Versuchen Sie, auf diese Art herauszufinden, ob Ihre obere Trainingsherzfrequenz etwa im Bereich der Faustformeln liegt. Trainieren Sie im Zweifel eher mit einem etwas niedrigeren Puls.

Langfristig bitte beachten: Die Trainingsherzfrequenz nimmt mit zunehmendem Alter ab (pro Lebensjahr um ca. 1 Herzschlag/min).

(Nordic)-Walking-Test

Nach einigen Wochen können Sie, wenn Sie gesund und beschwerdefrei sind (ggf. sicherheitshalber ärztliche Vorsorgeuntersuchung machen lassen, siehe Seite 38), zur Optimierung Ihrer Pulsfrequenz auch den »(Nordic)-Walking-Test« machen. Zur genauen Durchführung des Tests siehe Seite 66 f.

Auch beim Walking-Test gilt: Die ermittelten Pulswerte können im Einzelfall abweichen. Deshalb sollte nach subjektivem Anstrengungsgefühl und Atmung ggf. »nachjustiert« werden.

Aus dem maximal erreichten Puls beim Walking-Test lassen sich zudem auch Trainings-Herzfrequenzen für die obere Grenzzone des aeroben Bereichs bei anderen Belastungsformen (Joggen, Radfahren, Schwimmen, siehe Tabelle oben) ableiten.

Checkliste vor dem Start – Trainingsdosierung für Fortgeschrittene

Die Voraussetzungen:

- Längerer Trainingsvorlauf
- Gesund, keine Beschwerden. Gegebenenfalls sicherheitshalber ärztliche Vorsorgeuntersuchung (siehe Empfehlungen Seite 38)
- Pulsuhr

Der Trainingsumfang

Ausgegangen wird von einem Mindestumfang von ca. 2 Stunden/Woche seit mindestens 2 bis 3 Monaten.

Die Trainingsintensität

Bestimmung der oberen Herzfrequenz der aeroben Zone, also des Pulses an der aerob-anaeroben Schwelle.

Die folgenden Tests dürfen nur gesunde, beschwerdefreie Sportler/innen machen. Im Zweifel fragen Sie Ihren Arzt oder machen Sie einen Vorsorge-Check (siehe Seite 38).

Laufen

- 1. Schritt: Submaximaltest

Für diesen Test ist eine hohe Anstrengung, aber keine völlige Ausbelastung erforderlich. Lockeres Warmlaufen über 10 Minuten, über einige Minuten die Geschwindigkeit langsam steigern über das übliche Dauerlauftempo hinaus, dann (gut ist eine leicht um bis 5 % ansteigende Strecke) nochmals über ca. 1 Minute steigern, aber nicht bis zur völligen Ausbelastung. Sie sollten noch in der Lage sein locker weiter zu traben oder zu gehen.

Direkt nach der höchsten Belastung, also zu Beginn der Trab- oder Gehphase, sollten Sie auf der Pulsuhr die maximale Herzfrequenz ablesen.

Gut ist es, den Test zunächst einmal in etwas gebremster Form zu üben und dann nach einigen Tagen zu wiederholen und ggf. noch etwas »draufzulegen«.

- 2. Schritt: Bestimmung des Maximalpulses

Addieren Sie zu dieser Herzfrequenz noch 5 Schläge, das entspricht dann ziemlich exakt der unter maximaler Willensanstrengung möglichen laufspezifischen maximalen Herzfrequenz.

Maximalpuls: Erreichte Herzfrequenz plus 5 = ☐

- 3. Schritt: Ermittlung der Schwellenherzfrequenz (Übergang aerob/anaerob)

Diese liegt bei 85 % des Maximalpulses

Schwellenherzfrequenz = Maximalpuls mal 0,85 = ☐

- 4. Schritt: Kontroll-Lauf

Machen Sie an einem der folgenden Tage einen Dauerlauf mit der so ermittelten Schwellenherzfrequenz.

Justieren Sie ggf. die Frequenz um einige Schläge nach unten oder oben (siehe Kriterien 2 und 3 Seite 55).

- 5. Schritt: Trainingspuls

Steuern Sie ausgehend von der Schwellenherzfrequenz die Trainingsherzfrequenz für unterschiedliche Ausdauerintensitäten (siehe Trainingssystematik und -steuerung Seite 54 f.).

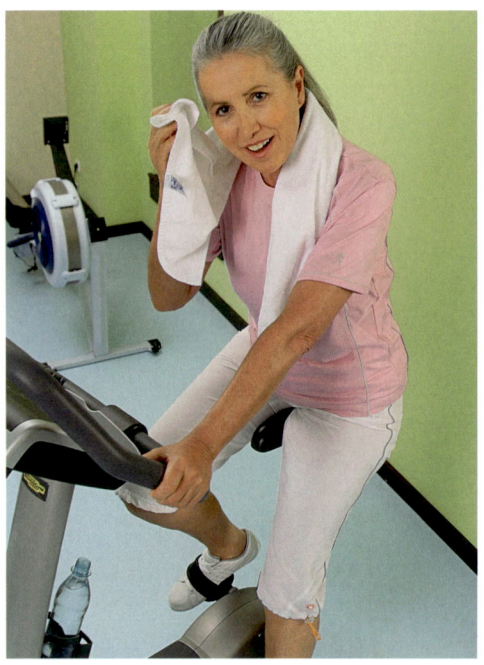

Ergometertraining: jederzeit und bei jedem Wetter machbar

Radfahren

● 1. Schritt: Submaximaltest
Ein einfaches Testverfahren auf dem Fahrrad für gesunde und bereits etwas geübtere Radfahrer sieht folgendermaßen aus: Zunächst warm fahren über mindestens 30 bis 40 Minuten und dann einen relativ geraden, verkehrsarmen Straßenabschnitt von etwa 2 Kilometern Länge mit leichter Steigung von 3 % bis 5 % aussuchen. Den ersten Kilometer mit verschärftem Tempo angehen, die Atmung ist spürbar forciert. Dann auf dem nächsten Kilometer in sitzender Position mit zunehmender Intensität bis zur annähernden Ausbelastung

steigern (völlige Erschöpfung und Mobilisierung der letzten Reserven ist nicht erforderlich, man sollte noch langsam weiterfahren können).

● 2. Schritt: Bestimmung des Maximalpulses. Zu der auf der Pulsuhr erreichten höchsten Herzfrequenz addiert man 5 Schläge, das entspricht dann ziemlich exakt der unter maximaler Willensanstrengung möglichen radspezifischen maximalen Herzfrequenz. Maximalpuls: Erreichte Herzfrequenz plus 5 = ☐

● 3. Schritt: Ermittlung der Schwellenherzfrequenz (Übergang aerob/anaerob) Schwellenherzfrequenz = Maximalpuls mal 0,85 = ☐

● 4. Schritt und 5. Schritt analog wie beim Laufen dargestellt.

Trainingssystematik und -steuerung

Ein Ausdauertraining dicht an der aerob-anaeroben Schwelle ist effektiv, aber auch recht anstrengend. Deshalb ist es sinnvoll, sich auch häufiger in einer niedrigeren Zone des aeroben Bereichs zu bewegen (extensives Ausdauertraining). Die niedrigste trainingswirksame aerobe Zone ist der regenerative Bereich.
Aus der ermittelten Herzfrequenz an der aerob-anaeroben Schwelle (intensiver Bereich, auch Grundlagenausdauer 2, GA 2 genannt) lassen sich Vorgaben für die extensive (Grundlagenausdauer 1, GA 1) und regenerative Zone »herunterrechnen«. Je höher der

Trainingsumfang ist, desto dominanter wird der extensive Anteil. Zu beachten ist, dass während einer längeren Trainingseinheit auch bei gleichbleibender Intensität der Puls im Verlauf leicht ansteigen kann. Das hat thermoregulatorische Ursachen.

Beispiel Laufen

- Schwellenherzfrequenz: 160/min
- Herzfrequenz extensiver Dauerlauf: 140 bis 150/min
- Herzfrequenz intensiver Dauerlauf: um 155/min

Beispiel Radfahren

- Schwellenherzfrequenz: 145/min
- Herzfrequenz extensives Training: 115 bis 130/min
- Herzfrequenz intensives Training: um 135/min

Wichtige Unterschiede zwischen Laufen und Radfahren

Es wurde bereits darauf hingewiesen, dass beim Radfahren die maximalen und submaximalen Herzfrequenzen niedriger liegen als beim Laufen. Das gilt dann logischerweise auch für die Schwellenherzfrequenz. Zusätzlich liegen die Vorgaben für das Ausdauertraining im Vergleich zum Laufen weiter unterhalb der Schwellenherzfrequenz. Das hängt damit zusammen, dass beim Radfahren häufiger Leerlaufphasen vorkommen, die den Durchschnittspuls nach unten drücken. Deshalb sind auch die Trainingszeiten beim Radfahren länger.

Das gilt nicht für das Training auf dem Ergometer oder auch draußen, wenn man sehr zügig immer mit Druck auf dem Pedal unterwegs sein sollte oder nur bergan fahren würde.

Das Errechnen von Herzfrequenz – Vorgaben

Laufen	Zone der HF-Vorgabe [min⁻¹]
Intensive Dauerläufe (ca. 15 bis 45 min) (GA 2)	Lauf-Schwellen-HF minus 5
Extensive Dauerläufe (bis 2 h) (GA 1)	Lauf-Schwellen-HF minus 10 bis 20
Regenerative Dauerläufe (bis 45 min)	Lauf-Schwellen-HF minus 25 bis 30
HF: Herzfrequenz; GA: Grundlagenausdauer	

Radfahren	HF-Vorgabe [min⁻¹]
Intensives Training (bis ca. 60 min) (GA 2)	Rad-Schwellen-HF minus 10
Extensives Training (1 bis 4 h) (GA 1)	Rad-Schwellen-HF minus 15 bis 30
Regeneratives Training (bis 90 min)	Rad-Schwellen-HF minus 35 bis 40

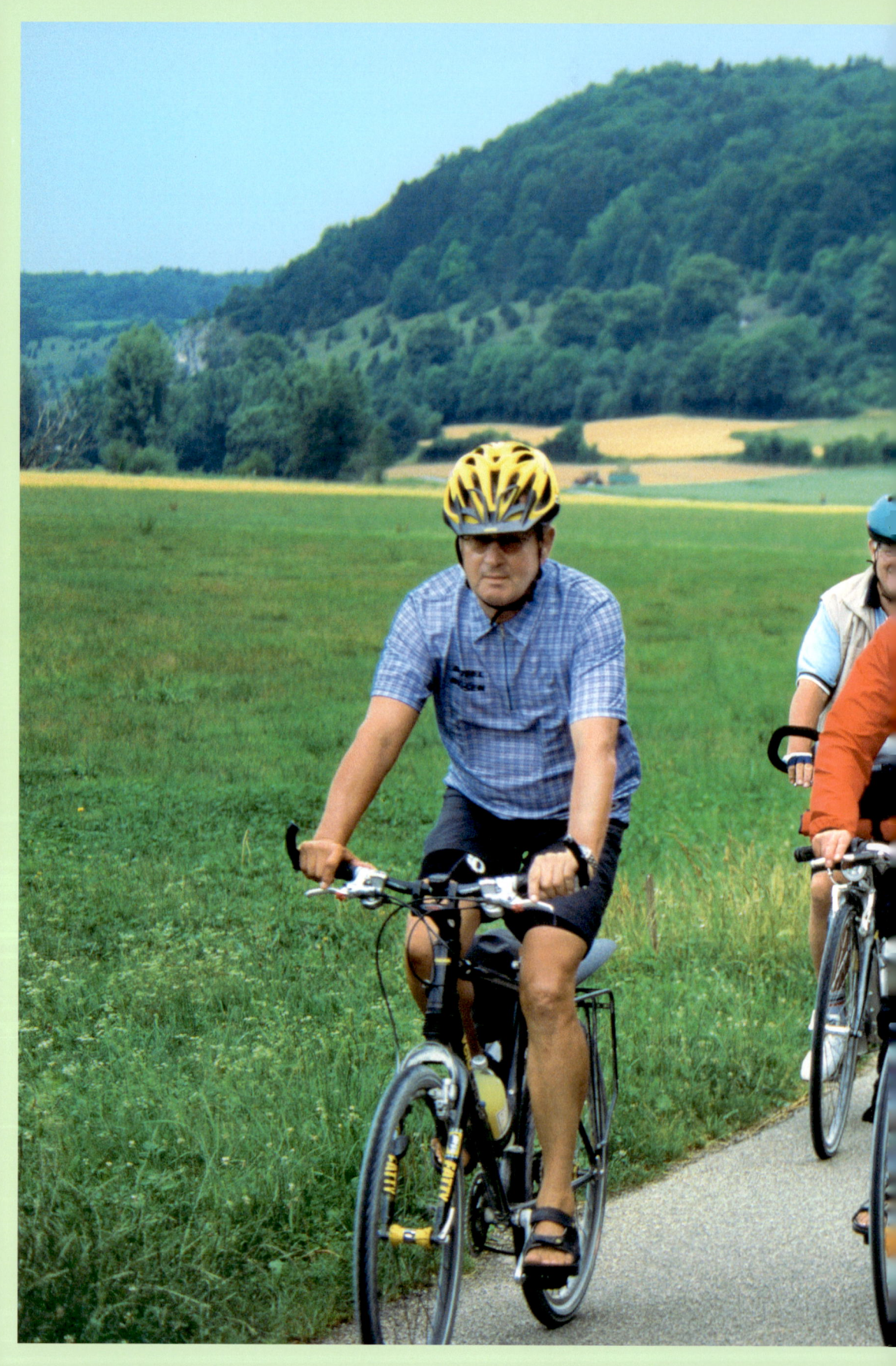

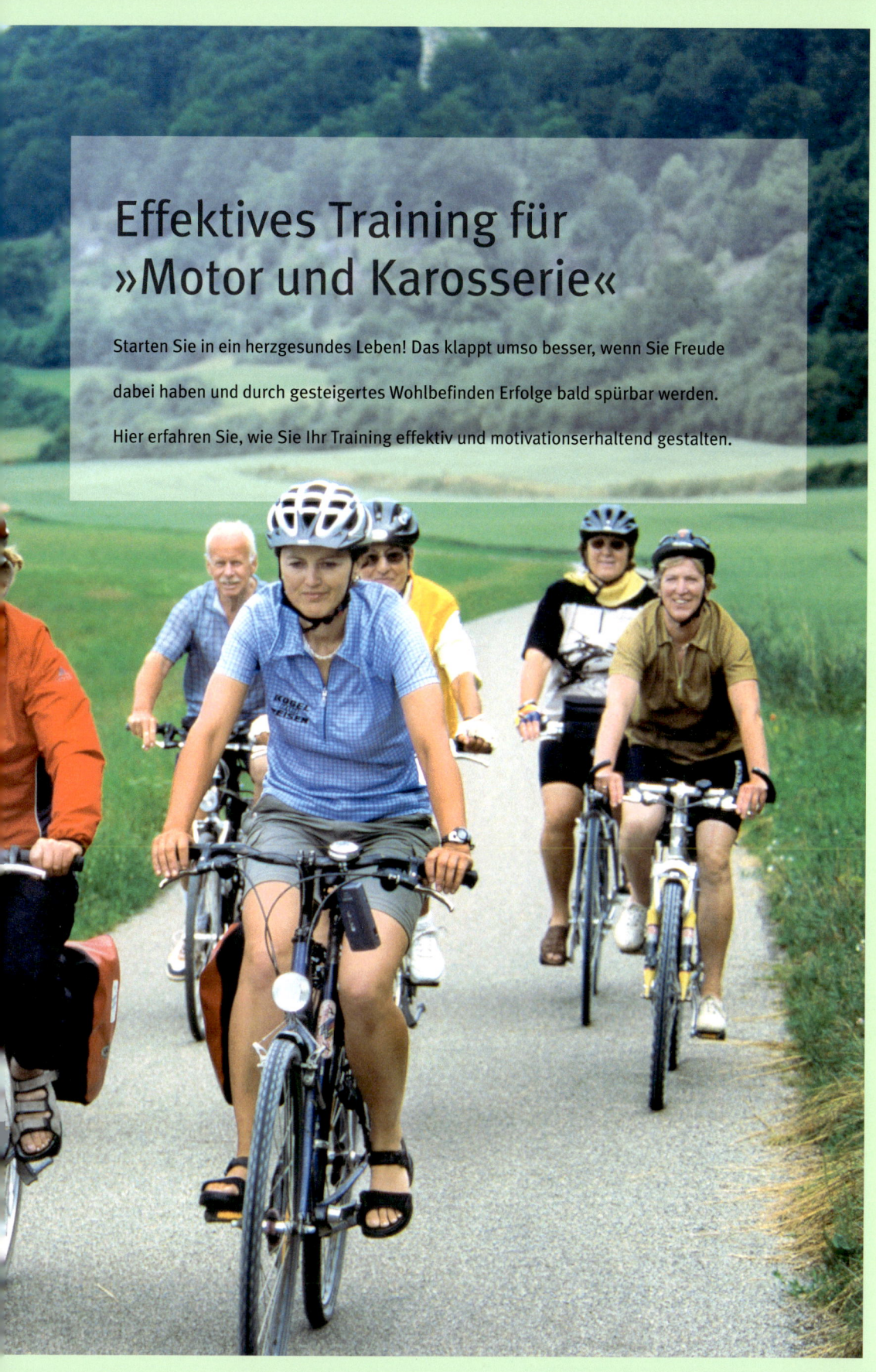

Effektives Training für »Motor und Karosserie«

Starten Sie in ein herzgesundes Leben! Das klappt umso besser, wenn Sie Freude

dabei haben und durch gesteigertes Wohlbefinden Erfolge bald spürbar werden.

Hier erfahren Sie, wie Sie Ihr Training effektiv und motivationserhaltend gestalten.

Einstieg und Dauerhaftigkeit – Tipps zur Selbstmotivation

Anhand der nachfolgenden Empfehlungen können Sie als (Wieder-)Einsteiger schon in 2–3 Monaten Ihre körperliche Leistungsfähigkeit verbessern. Sie werden sich fitter und vitaler fühlen und langfristig Ihr Herz- und Gefäß-Alter deutlich verjüngen können. Die aufgeführten Dosierungsrichtlinien sollen Ihnen helfen, das Training an den momentanen Leistungsstand anzupassen, um von Beginn an Überforderung und Frustration zu vermeiden. Aber auch als bereits praktizierender Gesundheitssportler können Sie mit den folgenden Tipps Ihr Training nachjustieren bzw. optimieren.

Persönliche Leistungsfähigkeit

Falls Ihr momentanes Leistungsniveau, insbesondere nach längerer Inaktivität oder Erkrankung, relativ niedrig ist, sollten Sie beim Training anfangs unbedingt auf eine moderate Intensität achten.

Früher erzielte und im Gedächtnis abgespeicherte sportliche Erfolge oder die sportlichen Ambitionen von Freunden oder Bekannten, die ein deutlich höheres Leistungsniveau besitzen, dürfen Sie zwar animieren, aber nicht zu dem Fehlschluss leiten, direkt in dieser Leistungsebene mithalten zu können.

Etwas Geduld und Selbstdisziplin ist vor allem zu Beginn notwendig. Aber schon nach wenigen Wochen werden Sie die zunehmende Leistungsfähigkeit und den Zugewinn an Vitalität und Lebensqualität genießen.

Neben zu hoch gesteckten Anforderungen können aber auch zu niedrige Trainingsreize Ihr Interesse an körperlicher Aktivität mindern. Deshalb sollte bei einem Bewegungstraining vorrangiges Ziel sein, die individuell richtige Belastungsintensität zu finden.

Unser Rat

Ein »wöchentlicher Triathlon« (eine Trainingseinheit Walking/Laufen, eine weitere Radfahren und einmal Schwimmen) oder zwei Ausdauereinheiten und ein- bis zweimal ein ergänzendes Krafttraining bieten Abwechslung und führen ebenfalls zum gewünschten Erfolg!

Körperbewusstsein

Wenn Sie während des Trainings den Bewegungsablauf, die beanspruchte Muskulatur, die gesteigerte Atmung, den höheren Puls bewusst wahrnehmen, werden Sie ein intensiviertes Körperempfinden entwickeln und das zufriedene Gefühl erleben, für sich etwas Gutes zu tun.

Atmen Sie beispielsweise beim Trainieren tief und ruhig oder eher flach und kurz? Ändern Sie ruhig einmal die Atemfrequenz und -tiefe. Erproben Sie eine für Sie angenehme ruhige und tiefe Atmung.

Wie schnell und wie hoch steigt bei dieser Belastung Ihr Puls? Das Gespür für die Körperreaktionen bei sportlicher Betätigung hilft Ihnen die richtige Dosierung zu finden.

Motivation

Gestalten Sie Ihr Training nach einer gewissen Zeit der Eingewöhnung abwechslungsreich! Wählen Sie beispielsweise unterschiedliche Walking- bzw. Laufstrecken, anstatt immer dieselbe Route zu absolvieren oder mischen Sie Ihre Trainingsformen. Eine weitere Möglichkeit besteht darin, 1- bis 2-mal wöchentlich ein Gruppentraining unter fachkundiger Anleitung und 1–2 Trainingseinheiten selbstständig durchzuführen. In der Gruppe werden die Motivation sowie die Regelmäßigkeit beim Trainingsprozess gefördert.

Zusätzliche soziale Bindungen und Erfahrungsaustausch mit Gleichgesinnten können Spaß und sportliches Engagement weiter beflügeln.

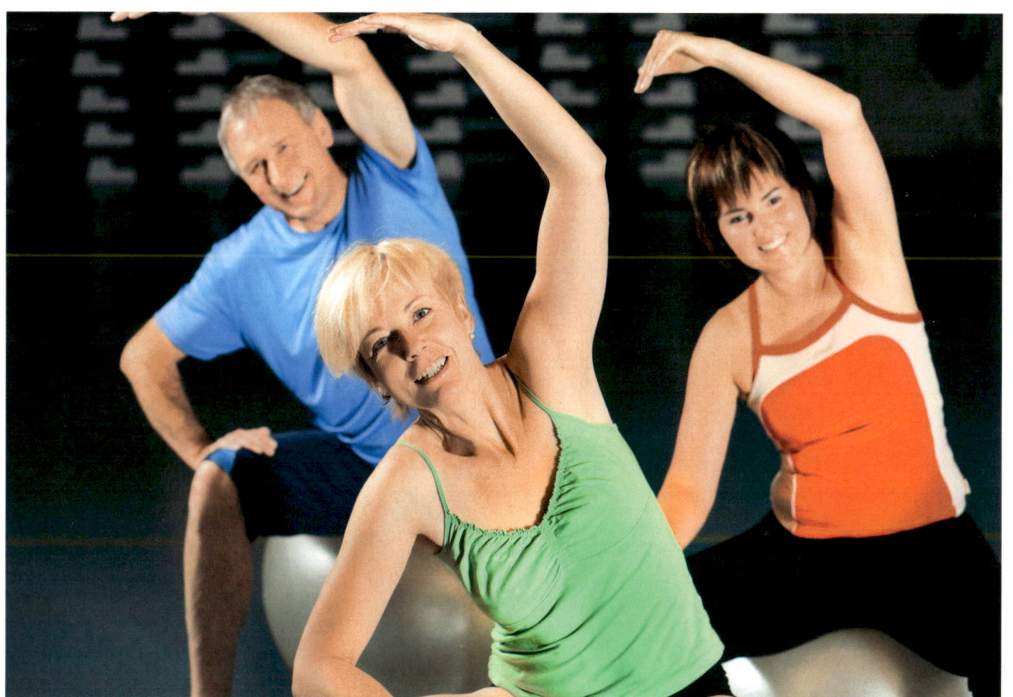

Trainingseinheiten in einer Gruppe von Gleichgesinnten bringen auch »Alleinsportlern« Abwechslung und neue Motivation.

Den Stoffwechsel ankurbeln

Zahlreiche Untersuchungen haben nachgewiesen, dass ein Zusammenhang zwischen dem durch körperliche Aktivität erzielten Energiefluss und positiven Gesundheitseffekten besteht.

Starten Sie doch einfach in ein »bewegtes Leben«, indem Sie zunächst Ihre körperlichen Aktivitäten im Alltag steigern und dadurch Ihren Energieumsatz erhöhen.

Schrittzähler

Aktuelle Befunde verdeutlichen, dass schon die Anzahl der Schritte pro Tag als Gesundheitsindikator dienen kann. Durch kostengünstige Geräte, die unauffällig am Hosenbund oder Gürtel getragen werden –

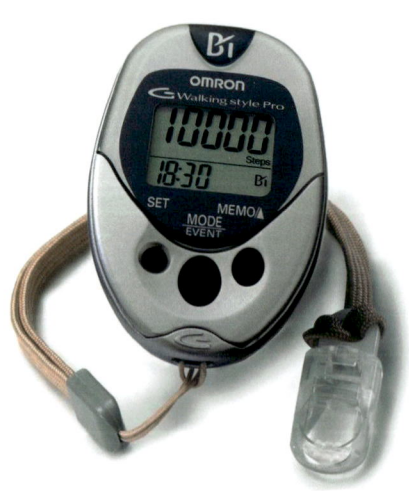

Ein einfacher Schrittzähler wirkt oft beflügelnd auf die Bewegungsfreude.

auch manche Handys besitzen diese Funktion – lassen sich die Schritte leicht zählen. Bereits durch den aus der Anschaffung resultierenden Impuls konnte eine etwa 25-prozentige Steigerung der Bewegungsaktivität nachgewiesen werden!

Bei 10 000 Schritten pro Tag liegt für 40–60-jährige Personen zwar der optimale gesundheitswirksame Bereich, aber auch kürzere Gehstrecken sind nicht gänzlich wirkungslos.

Wenig Aufwand – große Wirkung

Was zunächst aufwändig und anstrengend erscheinen mag, lässt sich durch relativ kleine Veränderungen im Alltag gut realisieren: nicht zu lange Ruhe- bzw. Sitzphasen – häufiger aufstehen und umhergehen, Treppe statt Fahrstuhl nutzen oder alle kurzen Strecken zu Fuß gehen.

Wissenschaftliche Studien konnten zeigen, dass bereits bei einem zusätzlichen Energieverbrauch von 1000 kcal pro Woche das Sterberisiko um 20–30 % und bei 2000 kcal pro Woche sogar um 40–50 % im Vergleich zu gleichaltrigen inaktiven Personen gemindert wird.

Auch hier wurden alle körperlichen Aktivitäten mit einbezogen – beispielsweise alles, was zu Fuß zurücklegt wird, Garten- und Hausarbeit oder berufliche Tätigkeiten mit muskulärem Einsatz.

Der Energieverbrauch verschiedener Bewegungsformen

Sportart bzw. Bewegungsform	Intensität bzw. Tätigkeit	Energieverbrauch (kcal/h) (für eine ca. 75 kg schwere Person)
Gehen	2–3 km/h 3–4 km/h	100–150 150–200
Walking	6–7 km/h	300–400
Nordic Walking	6–7 km/h	350–450
Jogging bzw.	7–8 km/h	500–600
Laufen	9–10 km/h	650–750
Radfahren	15–20 km/h 20–25 km/h	300–50 500–700
Schwimmen	1,5–2 km/h 2–2,5 km/h	450–600 600–650
Gymnastik	Mobilisieren Kräftigen	150–200 250–350
Haus- und Gartenarbeiten	Putzen Rasenmähen	200–250 350–400

Den Energieumsatz »manipulieren«

Wenn man weiß, wie viel Energie bei einer bestimmten körperlichen Belastung verbraucht wird, lässt sich das Trainingspensum für eine Woche berechnen, um den gewünschten Kalorienumsatz zu erzielen (siehe Tabelle oben).

- Beim Walking mit beispielsweise 7 km/h setzt eine 70 kg schwere Person – je schwerer, desto höher der Energieverbrauch – etwa 400 kcal/h um.
- Beim Nordic-Walking mit gleicher Geschwindigkeit verbraucht dieselbe Person etwa 450 kcal/h.
- Beim Laufen mit 9 km/h setzt sie etwa 650 kcal/h um.

- 2 Kilometer Schwimmen in einer Stunde führt zu einem Energieumsatz von etwa 600 kcal/h.
- Beim Radfahren mit 20–25 km/h werden etwa 500–700 kcal/h verbraucht.

Die wöchentliche Dosierung
Um einen durch sportliches Training empfohlenen wöchentlichen Kalorienverbrauch

Unser Rat

Nutzen Sie auch in alltäglichen Situationen jede noch so kleine Möglichkeit zu Fuß zu gehen bzw. sich zu bewegen – jeder Schritt zählt!

Unser Rat

Beste Ergebnisse hinsichtlich Gewichtsabnahme und Fettreduktion erzielen
Sie, wenn Sie bei gedrosselter Nah-
rungsaufnahme so oft wie möglich körperlich aktiv sind.

von 2000 kcal erzielen, sollten Sie beispielsweise etwa 4–5-mal pro Woche eine
Stunde (Nordic-)walken bzw. 30–40 Minuten laufen.

Auf diesen Berechnungen leiten sich die im
nächsten Kapitel folgenden Empfehlungen
für den wöchentlichen Trainingsumfang ab.

Gewichtsreduktion

Wenn sich einige Pfunde zu viel angesam-
melt haben, soll körperliches Training die
Fettpolster möglichst schnell wieder »weg-
schmelzen«. Dies ist prinzipiell durch An-
kurbelung des Stoffwechsels, vor allem
durch Ausdauersport machbar. Wenn Sie
mehr Energie verbrauchen als durch Nah-
rung zugeführt wird, reduziert sich Ihr Kör-
perfettanteil bzw. Ihr Gewicht. Allerdings ist
etwas Geduld erforderlich. Pro Woche sind
so bis ca. 500 Gramm Fettabbau möglich.
Höhere Gewichtsabnahmen sind meist nur
auf erhöhte Wasserverluste zurückzuführen
und werden rasch wieder ausgeglichen.
Der Organismus »verbrennt« zur Energiegewinnung beim Sport hauptsächlich Kohlen-

hydrate und Fette. Bei körperlicher Beanspruchung ist der Fettanteil bei der Energiegewinnung im Verhältnis zu den Kohlenhydraten umso höher, je niedriger die
Intensität ist.

Allerdings reduziert sich bei geringen Be-
lastungen der Energieverbrauch insgesamt,
sodass Sie beispielsweise beim Spazieren-
gehen zwar überwiegend Ihren Energiebedarf aus Fetten beziehen können, aber sehr
viel Zeit benötigen (ca. 15–20 Stunden pro
Woche), um einen nennenswerten Kalorienumsatz zu erzielen (siehe Tabelle Seite 61).
Deshalb hat sich zum Fettabbau bzw. zur
Gewichtsreduktion ein Training mit mittlerer
Intensität (z. B. zügiges Walking) bewährt.
Sie erreichen pro Zeit einen »gewichtigen«
Kalorienumsatz und können die Belastung
über einen längeren Zeitraum (z. B. eine
Stunde) durchhalten, sodass insgesamt
ein hoher Energieverbrauch mit relevantem
Anteil an »Fettkalorien« erzielt wird.

Ein Beispiel

Sie walken mit relativ geringer Geschwindigkeit, verbrennen dabei insgesamt ca.
300 kcal/h und erreichen wegen der niedrigen Intensität über 65 % »Fettkalorien«
(ca. 200 kcal). Nun walken Sie zügig und
schaffen dabei einen Energieumsatz von
500 kcal/h. Wegen der höheren Intensität
werden »nur« 50 % »Fettkalorien« umge-
setzt – das wären in dem Fall 250 kcal/h,
absolut betrachtet also 25 % mehr als bei
dem niedrigem Tempo!
Sie sparen so außerdem zum Erreichen der
wöchentlichen Energiebilanz erheblich Zeit!

»Motortuning« – Technik und Dosierung

Nur Bewegungsformen, bei denen große Muskelgruppen dynamisch beansprucht werden, trainieren effektiv das Herz-Kreislauf-System, den »Motor« des Körpers, und den Stoffwechsel.

Besonders geeignet sind Ausdauersportarten wie beispielsweise das (Nordic-)Walking, Jogging oder Radfahren.

Auch der Spaziergang mobilisiert den »Motor«, allerdings nur in geringem Maß. Der Trainingsreiz für das Herz-Kreislauf-System ist beim Gehen in der Ebene nur für untrainierte ältere Personen mit sehr geringer Leistungsfähigkeit oder schlecht belastbare Herzpatienten ausreichend.

Walking und Nordic-Walking

Einen guten Trainingseffekt für das Herz-Kreislauf-System bei gleichzeitig geringer Druckbelastung des Herzens bietet das Walking bzw. Nordic-Walking. Diese sportlichen Varianten des Gehens werden häufig auch als sanftes Ausdauertraining bezeichnet. Die Gefahr der Überforderung ist gegenüber dem Jogging aufgrund des durch die Bewegungstechnik begrenzten Intensitätsbereiches geringer.

Dieser Aspekt ist insbesondere für Herzpatienten von Bedeutung, da eine Überlastung des vorgeschädigten Herzens eine Gefährdung auslösen kann.

Bei gesunden Personen kommt es beim Walking eher zur Unter- als Überforderung.

Die Gelenke werden geschont

Weiterhin werden im Unterschied zum Laufen Fuß-, Knie- und Hüftgelenke sowie die Wirbelsäule weniger belastet, da immer mindestens ein Fuß auf dem Boden bleibt und dadurch die auf den Körper einwirkende Kraft nicht so groß ist. Durch die daraus resultierende bessere Bewegungskontrolle bei gleichzeitig niedrigerer Geschwindigkeit ist auch das Verletzungsrisiko im Vergleich zum Jogging geringer.

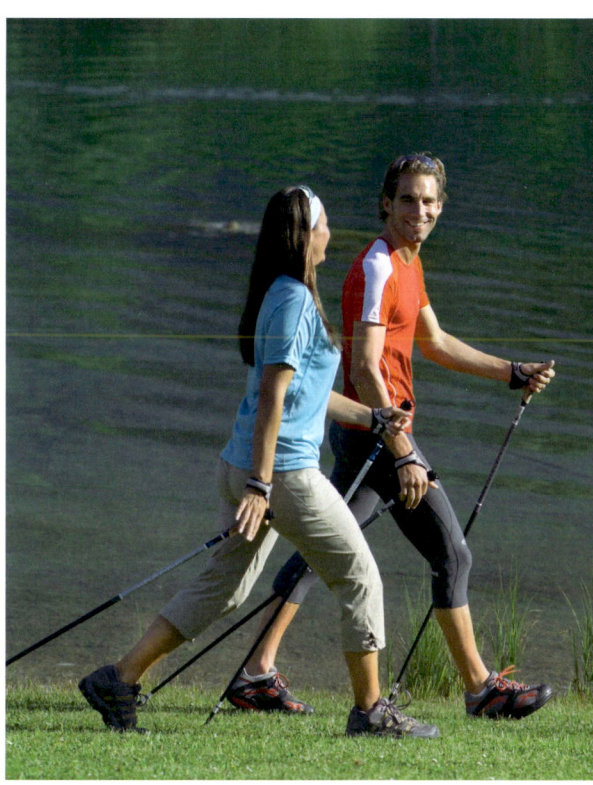

Nordic-Walking als sanftes und gelenkschonendes Ausdauertraining findet immer mehr Anhänger.

Unser Rat

Während Jogger sich häufiger bremsen müssen, sollten sich (Nordic-)Walker eher animieren und »so zügig wie möglich« gehen!

Deshalb ist gerade für Sporteinsteiger bzw. für Personen mit erhöhtem Körpergewicht oder orthopädischen Beeinträchtigungen (Nordic-)Walking eine gut dosierbare und gelenkschonende Bewegungsform. Darüber hinaus ist man beim Walking unabhängig von Sportstätten bzw. besonderer Ausrüstung und kann mit wenig Aufwand ein »günstiges« Gesundheitstraining betreiben.

Es darf auch etwas mehr sein

Einen Nachteil muss man gegenüber dem Laufen einkalkulieren. Da die muskuläre Beanspruchung beim Walker geringer ist als beim Jogger, ist auch der Kalorienumsatz pro Zeit niedriger (siehe Tabelle S. 61). Deshalb muss beim Walking ein höherer Belastungsumfang gewählt werden, um die gleiche Trainingswirkung zu erzielen. Dieser Nachteil lässt sich allerdings durch eine gute Bewegungstechnik, die im Folgenden beschrieben wird, und ggf. durch entsprechende Hilfsmittel (siehe Seite 71) minimieren.

Die Technik

Der Bewegungsablauf des Walking und Nordic-Walking unterscheidet sich zunächst nur unwesentlich von dem des normalen Gehens.

Walking

Um den Trainingsreiz gegenüber dem normalen Gehen zu steigern, wird beim Walking das Tempo erhöht (ca. 5–9 km/h). Durch die so intensiver beanspruchte Beinmuskulatur und die aktiv im Ellenbogengelenk gebeugten mitschwingenden Arme wird mehr Muskelmasse aktiviert.
Im Gegensatz zur leichtathletischen Disziplin des Sportgehens werden Becken und Schultern gerade gehalten und nicht um die Längsachse gedreht.

1 Die folgenden fünf Technikelemente sollten Sie beim normalen Walking beachten:
- Der Oberkörper ist aufrecht, evt. leicht nach vorne gebeugt. Der Blick ist 4–5 Meter nach vorne auf den Boden gerichtet.
- Der Fuß sollte möglichst von der Ferse über die ganze Fußsohle abrollen und die Fußspitze in Gehrichtung zeigen.
- Die Füße werden etwa hüftbreit aufgesetzt. Das Knie ist dabei leicht gebeugt.
- Die Ellbogen sind 90 Grad angewinkelt und die Arme schwingen aktiv gegengleich zur Beinbewegung seitlich neben dem Körper.
- Die Schultern hängen locker nach unten.

Nordic-Walking

Beim Nordic-Walking ähnelt die Bewegungstechnik dem Skilanglauf. Durch den Einsatz von Stöcken werden vor allem die

Arm-, Schulter- und Rumpfmuskulatur intensiver eingesetzt. Dadurch werden im Vergleich zum Walking noch mehr Muskelgruppen in den Bewegungsablauf integriert. Dies führt bei gleichem Tempo zu einer etwas höheren Beanspruchung des Herz-Kreislauf-Systems und leicht vermehrtem Energieverbrauch.

Die Stöcke geben zudem in unwegsamem Gelände Halt und können Knie- und Fußgelenke entlasten.

2 Folgende technische Aspekte sind hier zusätzlich zu berücksichtigen:

- Die Stöcke werden nah am Körper geführt und jeweils auf Höhe der gegenüberliegenden Ferse des vorderen Fußes aufgesetzt.
- Durch den kräftigen Stockabdruck vom Boden wird ein zusätzlicher Vorwärtsschub erzeugt, der im Vergleich zum Walken einen etwas längeren Schritt ermöglicht.
- Die Hände greifen bei Aufsetzen des Stocks fest zu, ansonsten bleiben sie locker bzw. leicht geöffnet.
- Bei der Armstreckung am Ende der Schubphase sind sie ganz geöffnet, um über die Griffschlaufe den Kraftweg zu verlängern und ein unverkrampftes nach vorne Schwingen des Armes zu gewährleisten (siehe Abb. unten).

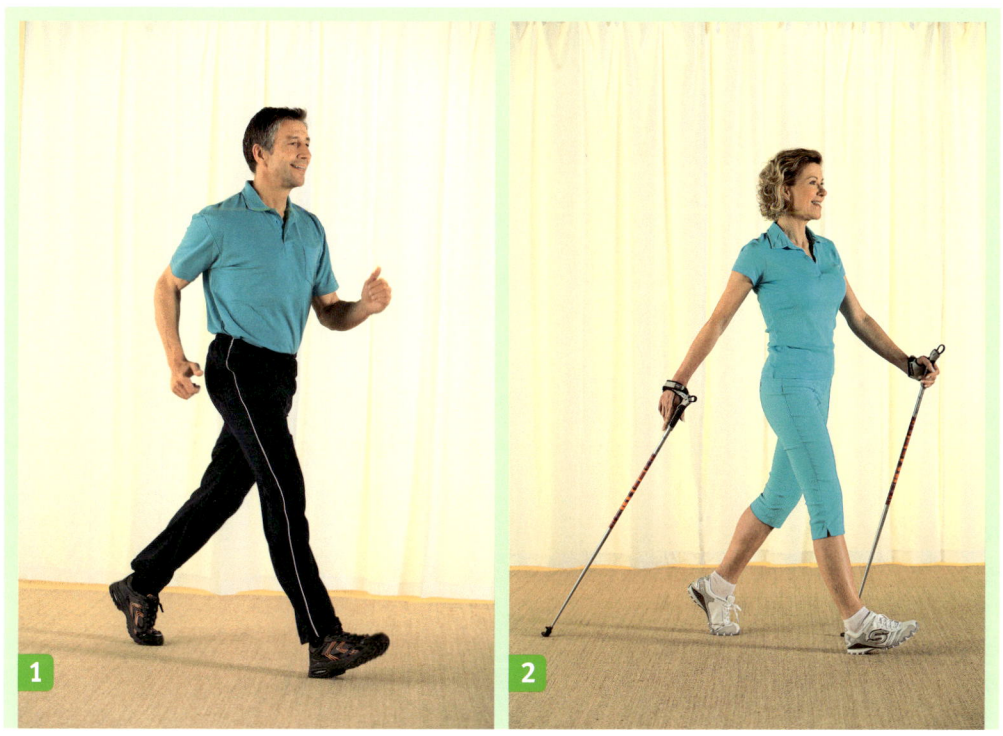

Dosierung

Zu Beginn des (Nordic-)Walkingtrainings sollten Sie zunächst die Bewegungstechnik üben und Ihre Geschwindigkeit dabei so wählen, dass Sie sich wohlfühlen und keine bzw. nur geringe muskuläre Beschwerden im Unterschenkelbereich auftreten.
Sie sollten sich während dieser Einstiegsphase bzw. grundsätzlich während des Trainings ohne wesentliche Luftprobleme unterhalten können, nicht außer Atem kommen und vor allem wohlfühlen. Subjektiv sollte die Anstrengung als etwas schwer empfunden werden (siehe Trainingsplan Seite 115, Borg-Skala 12–13). Diese »koordinative Phase« kann einige Wochen dauern. Erst danach ist eine »Feinjustierung« der Intensität sinnvoll.

Der (Nordic-)Walking-Test

Bei Gesunden kann eine individuelle Ermittlung der maximalen Herzfrequenz bzw. der maximal möglichen Walkinggeschwindigkeit dazu dienen, genauer als über die sogenannten Faustformeln (siehe Seite 35) personenbezogene Trainingsempfehlungen abzuleiten.
Der Test ist erst sinnvoll, wenn die Walking-Technik beherrscht wird (bei Walking-Einsteigern frühestens nach ca. 3–4 Wochen bzw. ca. 10 Trainingseinheiten).
Am besten eignet sich für den Test ein Sportplatz mit einer 400 m Rundbahn. Sie benötigen eine Uhr mit Sekundenanzeige bzw. mit Stoppfunktion. Zur exakten Herzfrequenzbestimmung ist ein Pulsmessgerät zu empfehlen.

Die Durchführung

Wärmen Sie sich zunächst einige Minuten auf (siehe Seite 67 f.). Im Anschluss walken Sie eine Runde so schnell, wie mit korrekter Technik möglich ist und messen direkt am Ende der Runde den Puls bzw. stoppen die benötigte Zeit. Aus der Tabelle auf Seite 67 können Sie nun anhand der maximal gemessenen Herzfrequenz den Trainingspuls ermitteln. Anhand der Testzeit lässt sich die Geschwindigkeit (Minuten: Sekunden pro Runde) für Ihr Walkingtraining ableiten.

Was Sie beachten sollten

● Bedenken Sie, dass im Falle einer Herz-Kreislauf-Erkrankung dieser Test nicht geeignet ist und als oberer Intensitätsbereich immer die vom Arzt festgelegte Trainingsherzfrequenz gilt!
● Dieser Test darf nur von Gesunden durchgeführt werden! Obwohl er nur wenige Minuten dauert, können während des Walkens Muskelbeschwerden (v. a. Schienbeinvorderkante) auftreten, da es sich um eine ungewohnt hohe Walking-Geschwindigkeit handelt.

Den Puls messen

Für den Test wird ein Pulsmessgerät empfohlen. Wird die Herzfrequenz nicht direkt am Belastungsende, sondern erst nach Belastung am Handgelenk oder an der Halsschlagader gemessen, muss berücksichtigt werden, dass der Puls nach Belastungsabbruch relativ schnell abfällt! (in den ersten 10 Sekunden nach Belastung ca. 10 Schläge/min niedriger als der maximale Belastungspuls). Mess-Systeme, die eine Trainings-steuerung über den Puls *und* die Geschwin-digkeit ermöglichen, können hilfreich sein. Die Geschwindigkeitsmessung erfolgt ent-weder mit einem Beschleunigungssensor, der am Laufschuh befestigt wird, oder mit-tels GPS-System.

Der Trainingsaufbau

Üben Sie nun einige Einheiten mit diesem Trainingspuls bzw. mit der Geschwindigkeit auf einer Sportplatzrunde bzw. ebenem Ge-lände, bis Sie ein Gefühl für dieses Tempo entwickelt haben. Danach ist auch ein do-siertes Training auf leicht profilierten Wald-wegen kein Problem.

Aufwärmphase

Zu Beginn des Trainings sollten Sie sich zu-nächst durch leichte Geh- und Trabvariatio-nen (jeweils ca. 10 Sekunden) aufwärmen. Dadurch wird der Organismus aktiviert und auf die folgende Beanspruchung vorberei-tet. Anfangs sind dazu ca. 5 Minuten aus-reichend, mit steigender Leistungsfähigkeit sollte der Umfang auf ca. 8–10 Minuten er-höht werden. Gezielte technische Übungs-elemente während des Aufwärmens (Block 1–4) verbessern die Bewegungsqualität des Walking. In fortgeschrittenem Stadium übernehmen diese Übungen die Funktion eines »sportartspezifischen« Aufwärmens. Jeder Übungsblock (1–4) sollte anfangs nicht länger als etwa 1 Minute in Anspruch nehmen. In den folgenden Wochen wird die Aufwärmzeit jeweils bis auf 2 Minuten ver-längert (siehe Tabelle Seite 70).

Herzfrequenz und Trainingspuls

Maximaler Puls (Schläge/min)	Trainingspuls (Schläge/min)
200	160–164
195	156–160
190	152–156
185	148–152
180	144–148
175	140–144
170	136–140
165	132–136
160	128–132
155	124–128
150	120–124
145	116–120
140	112–116

Vorgaben für das Training

Testzeit (min) und Geschwindigkeit (400 m Runde)	Trainingszeiten (min) pro Runde und Geschwindigkeit
3:50 (6,2 km/h)	4:37–4:48 (ca. 5,1 km/h)
3:40 (6,5 km/h)	4:22–4:37 (ca. 5,3 km/h)
3:30 (6,9 km/h)	4:06–4:22 (ca. 5,6 km/h)
3:20 (7,2 km/h)	3:56–4:06 (ca. 6,0 km/h)
3:10 (7,6 km/h)	3:41–3:56 (ca. 6,4 km/h)
3:00 (8,0 km/h)	3:30–3:41 (ca. 6,7 km/h)
2:50 (8,5 km/h)	3:19–3:30 (ca. 7,1 km/h)
2:40 (9,0 km/h)	3:07–3:19 (ca. 7,5 km/h)
2:30 (9,6 km/h)	2:55–3:07 (ca. 8,0 km/h)
2:20 (10,3 km/h)	2:43–2:55 (ca. 8,5 km/h)

1. Block

1 + **2**   Starten Sie zunächst mit normalem Gehen bzw. leichtem Traben im Wechsel (ca. 10-Sekunden-Intervalle). Variieren Sie nun die Schrittlänge und -frequenz: kurze schnelle Schritte und lange langsame Schritte (jeweils ca. 5–10 Sekunden).

3 + **4**   Variieren Sie den Armschwung: Arme locker mitpendeln lassen im Wechsel mit intensiv ausgeprägtem Schwingen der Arme (jeweils ca. 5–10 Sekunden 3–4-mal wiederholen).

3. Block

5 + **6**   Nun wieder zu den Beinen – Knieheben (ca. 4-mal links und rechts) bis Hüfthöhe und im Wechsel den Fuß hinten

Richtung Gesäß »anfersen« (ebenfalls ca. 4-mal links und rechts – jeweils 3–4-mal wiederholen).

4. Block

Zuletzt wieder zügiges Gehen mit Anheben und Fallenlassen der Schulter sowie Schulterkreisen in beide Richtungen.

Abschließend Dehnen

Danach sollten Sie Ihr Aufwärmprogramm durch einige gezielte Dehnübungen abrunden (siehe Seite 86).

Als Minimalprogramm für die primär beanspruchte Muskulatur beim Walking eignen sich die Übungen 1–4 (Zeitbedarf ca. 1–2 Minuten).

Sie können allerdings bei entsprechendem Zeitbudget die weiteren Übungen, insbesondere diejenigen für den Oberkörper, ergänzend durchführen.

Belastung

Während der technikorientierten Einstiegsphase sind 15–20 Minuten Walking 2–3-mal pro Woche ausreichend.

Sie legen dabei jeweils, je nach Geschwindigkeit, eine Strecke zwischen 1,5–2,5 Kilometer zurück. Starten Sie mit 3–4 je 5-minütigen Intervallen, d. h. Sie walken zügig 5 Minuten und machen danach eine einminütige Gehpause mit Lockerungsübungen für die Beine, Arme und Schultern. Dann starten Sie mit dem zweiten Intervall. So vermeiden Sie muskuläre Beschwerden. Ab der 3. Trainingswoche kann der Umfang meist allmählich von 20 (z. B. 2-mal 10 min)

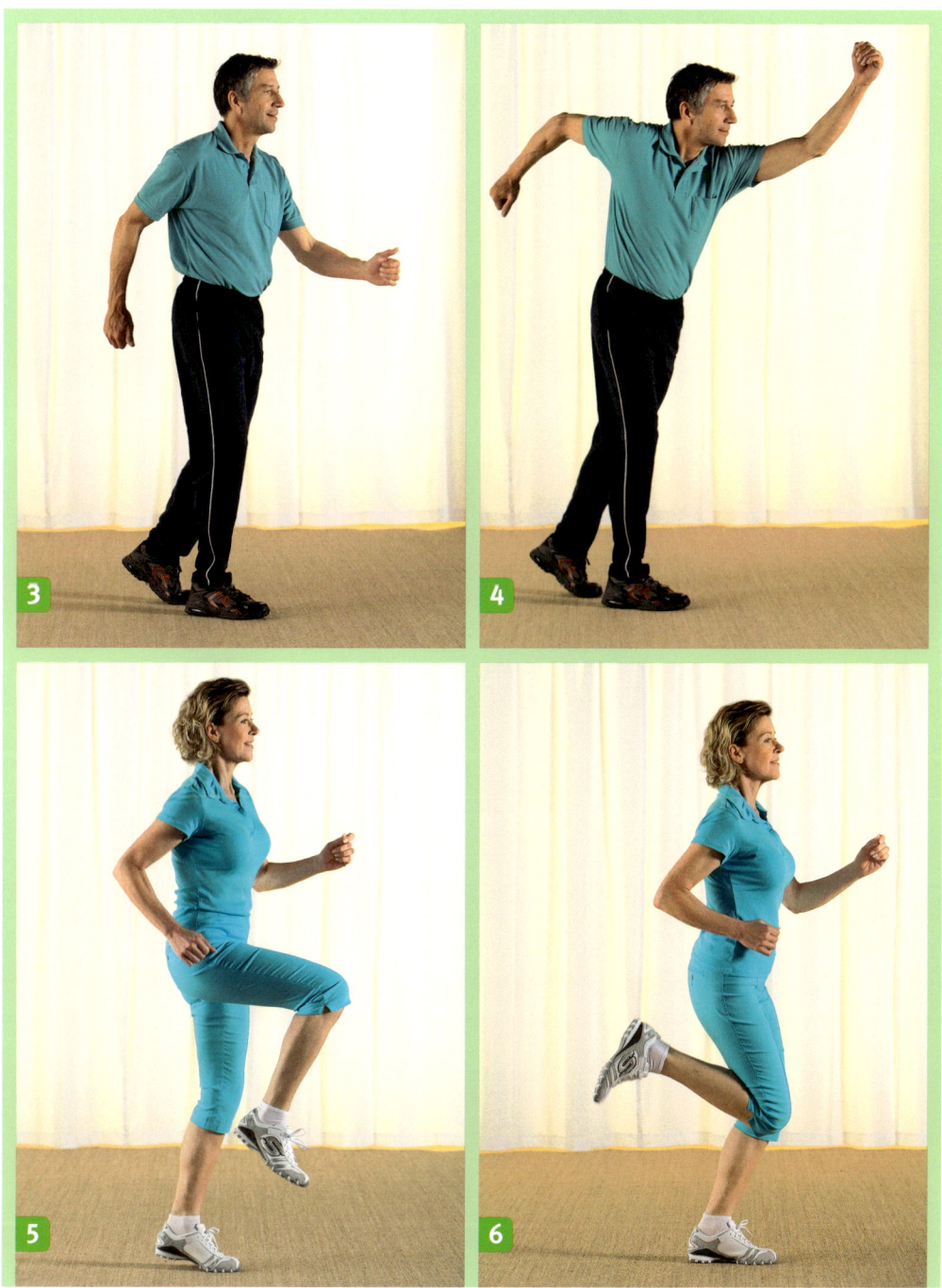

Unser Rat

- Überprüfen Sie nach den ersten vier Wochen Ihre Trainingsziele: Was haben Sie erreicht, was hat Sie motiviert und wo gab es Probleme, was fiel Ihnen schwer?
- Erproben Sie in den folgenden Trainingseinheiten die ermittelte Schwellenherzfrequenz und justieren Sie ggf. die Frequenz je nach Befinden einige Schläge nach.

auf 30 (z. B. 2-mal 15 min) und dann auf 40 Minuten (z. B. 2-mal 20 min) erhöht werden. Das optimale Ziel ist es, nach 7–8 Wochen Aufbautraining etwa 4- bis 5-mal pro Woche ca. 60 Minuten (Intervalle oder am Stück) mit entsprechender Intensität zu walken. Ein möglicher Wochenplan wäre beispielsweise, 3-mal innerhalb der Woche (z. B. Montag, Mittwoch, Freitag) mit jeweils einem Tag Pause und zusätzlich 2-mal eine

Stunde (oder 1-mal 2 Stunden) am Wochenende zu trainieren.

Korrekturen und Abwechslung

Geben Sie bei Schwierigkeiten nicht gleich auf, sondern fragen Sie sich, was Ihnen das regelmäßige Training erleichtern würde (z. B. andere Tageszeit, mit oder ohne Trainingspartner, niedrigere/höhere Intensität, andere Bewegungsform, Sportart, neue Trainingsstrecke, bessere bzw. zusätzliche Ausrüstung)?
Verändern bzw. korrigieren Sie diese Aspekte und versuchen Sie mit neuem Anlauf Ihr nächstes Trainingsziel zu schaffen – aller Anfang ist nun mal schwer!
Ist nach etwa 4 Wochen die Bewegungstechnik so weit stabilisiert, kann nun der Walking-Test zur Intensitätsjustierung durchgeführt werden (siehe Seite 66).

Cool-down

Am Ende der Trainingseinheit sollten Sie nicht abrupt die Belastung abbrechen,

Trainingsaufbau Walking bzw. Nordic-Walking

Trainingswoche	Übungs-/ Technikphase 1./2.	3./4.	Walking Test	Aufbau-/ Stabilisierungsphase 5./6.	7./8.	Trainingsphase 9./10.	
Trainingshäufigkeit	2–3	3	Intensitäts- Justierung	3–4	4	4–5	5
Trainingsdauer (min)							
● Aufwärmen	5	5–7		6–8	8–10	10	10
● Belastung	15–20	20–30		30–40	40–60	50–60	60
● Cool-down	3	3		4	5	5	5
Gesamtzeitaufwand	23–28	28–40		40–52	53–75	65–75	75

sondern einige Minuten mit reduzierter Geschwindigkeit »auswalken«. Gezielte Lockerungs- und Dehnübungen nach dem Training für intensiv beanspruchte Muskelgruppen (z. B. Schienbein und Wadenmuskulatur) können helfen, orthopädischen Beschwerden vorzubeugen (siehe Seite 86 f.).

Ausrüstung

● Beim (Nordic-)Walking sollten Sie zunächst auf geeignete und qualitativ hochwertige Sportschuhe achten. Spezielle Walking-, Jogging- oder Trekkingschuhe sorgen für sicheres, abgefedertes Gehen. Personen, die an Übergewicht oder Gelenkbeschwerden leiden oder auf hartem Untergrund trainieren, sollten Joggingschuhe bevorzugen, da diese besser gedämpft sind. Fehlstellungen der Füße wie zu starke Pronation (Fuß knickt nach außen) oder Supination (Fuß knickt nach innen) sollten beim Schuhkauf berücksichtigt werden.
● Wärmende und gleichzeitig atmungsaktive Sportkleidung ist empfehlenswert. Man kommt aber auch mit einer Jogginghose und einem Sweatshirt zurecht. Mit einer wetterfesten atmungsaktiven Jacke ausgestattet, hält selbst Regenwetter begeisterte Walker nicht vom Training ab.
● Für Nordic-Walker sind zusätzlich die Stöcke mit der passenden Länge von Bedeutung. Die Empfehlungen lauten 65–70 Prozent der Körpergröße – abhängig vom primär gewählten Geländeprofil.
Beispiel: Bei einer Körpergröße von 180 cm liegt die richtige Stocklänge zwischen 117 und 126 cm.

1 Wenn bei senkrecht aufgestellten Stöcken Ober- und Unterarm einen rechten Winkel bilden, stimmt die Stocklänge.

2 Wenn Sie ohne Stöcke walken, können Sie mit Hanteln das Training intensivieren.

3 Den gleichen Effekt erzielen Sie mit Gewichtsmanschetten – und Sie haben die Hände frei!

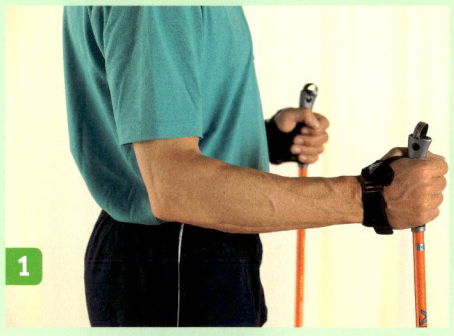

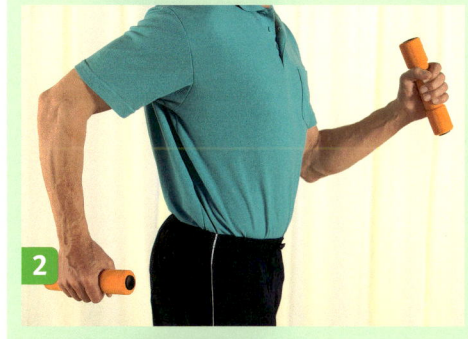

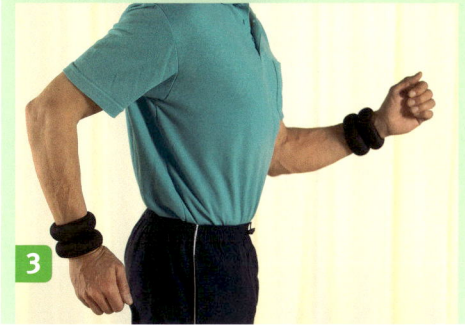

Jogging

Laufen ist neben dem Gehen die natürlichste Fortbewegungsart, die schon in frühester Kindheit erprobt und automatisiert wird. Für vortrainierte Personen oder gut belastbare Patienten ist das Jogging, die moderate Form des Laufens, eine besonders effektive Sportart.

Aufgrund der intensiven und umfassenden muskulären Beanspruchung werden Herz und Kreislauf wirkungsvoll trainiert und gleichzeitig ein hoher Kalorienumsatz erzielt (siehe Seite 61).

Darüber hinaus ist man unabhängig von speziellen Sportstätten bzw. besonderer Ausrüstung und kann somit relativ preiswert seine Gesundheit fördern.

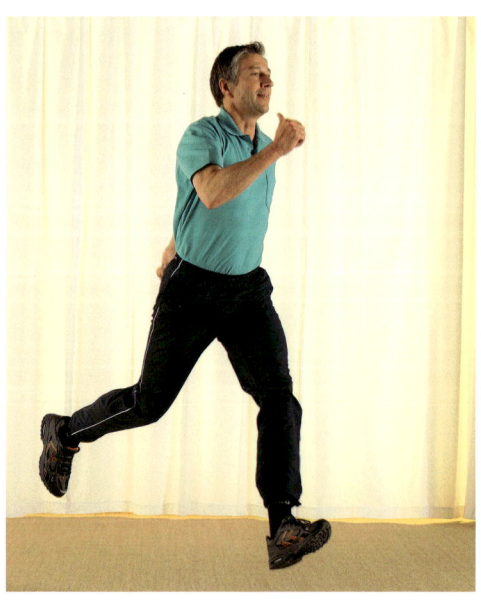

»Über den Dingen schweben« – ein Gefühl, das Jogger bei jedem Schritt erleben.

Allerdings ist beim Laufen die Überforderungs- und Verletzungsgefahr, insbesondere im Vergleich zum Walking, größer. Aus diesem Grund ist diese Sportart für Gesundheitssportler als Einstieg weniger geeignet.

Auch bei Übergewicht oder orthopädischen Beeinträchtigungen ist Walking (geringere Gelenkbelastung) bzw. Radfahren oder Schwimmen (das Körpergewicht wird durch das Sportgerät bzw. das Medium Wasser getragen) die bessere Wahl.

Die Technik

Im Gegensatz zum Walker, bei dem immer ein Fuß den Boden berührt, befindet sich der Läufer bei jedem Schritt kurzzeitig in einer »Flugphase«, während der beide Beine in der Luft sind. Dadurch resultiert die höhere Fortbewegungsgeschwindigkeit gegenüber dem Gehen, aber auch die höhere Druck- und Stoßbelastung beim Bodenkontakt.

Die folgenden fünf Technikelemente sollten beim Jogging beachtet werden:

● Der Fuß sollte mit der Ferse aufsetzen, über die ganze Sohle abrollen und sich über den Vorfuß abdrücken.

● Wählen Sie anfangs eine eher kleinere, in fortgeschrittenem Stadium eine mittlere, an die Geschwindigkeit sowie an die Beschaffenheit des Geländes angepasste Schrittlänge (ca. 70–90 bzw. 90–110 cm).

● Der Oberkörper sollte aufrecht und locker sein und nicht ins Hohlkreuz fallen.

● Die Arme werden im Ellbogen um ca. 90 Grad gebeugt und schwingen gegengleich zu den Beinen leicht und locker mit. Um Verspannungen im Schulterbereich entgegenzuwirken, können Sie während des Laufens von Zeit zu Zeit die Arme kräftig ausschütteln.

● Achten Sie auf einen gleichmäßigen ruhigen Atemrhythmus. Versuchen Sie z. B., über 3–4 Schritte ein- und über die nächsten 3–4 Schritte auszuatmen. Zählen Sie anfangs bei jeder Trainingseinheit einige Male mit, bis sich eine ökonomische Atmung eingestellt hat.

Dosierung

Ihr Lauftraining sollte zumindest in den ersten Wochen eher einem leichtem Traben gleichkommen. Subjektiv sollten Sie sich wohlfühlen und gerade noch unterhalten können.

Der Trainingsaufbau

Aufwärmen

Zu Beginn des Lauftrainings sollten Sie sich zunächst ca. 5–10 Minuten aufwärmen. Dazu können Sie einige technische Übungselemente verwenden. Jeder Übungsblock nimmt auch hier anfangs nicht länger als etwa 1 Minute in Anspruch.

In den folgenden Wochen verlängert sich die Aufwärmzeit jeweils bis auf 2 Minuten (siehe Tabelle Seite 74).

1. Block

Starten Sie zunächst mit einem leichten Traben. Variieren Sie dabei die Schrittlänge und -frequenz: kurze schnelle Schritte im Wechsel mit langen langsamen Schritten.

Unser Rat

● Herzfrequenzkontrollen oder Tests zur Intensitätssteuerung sind auch beim Laufen erst nach einer mehrwöchigen Gewöhnungs- bzw. Übungsphase sinnvoll.
● Als Einsteiger sollten Sie möglichst ebenes oder nur sehr leicht profiliertes Gelände wählen, um Überforderung zu vermeiden.

2. Block

Variieren Sie im Weiteren den Armschwung: Arme locker mitpendeln lassen im Wechsel mit intensiv ausgeprägtem Schwingen der Arme (mehrfach hintereinander).

3. Block

Nun wieder zu den Beinen: Knieheben (ca. 4-mal) bis Hüfthöhe und »Anfersen« (ca. 4-mal) im Wechsel (3–4-mal wiederholen).

4. Block

Zuletzt wieder normales Traben mit Anheben und Fallenlassen der Schulter sowie Schulterkreisen in beide Richtungen.

Danach sollten Sie Ihr Aufwärmprogramm durch einige gezielte Dehnübungen ergänzen (Übung 1–9, Seite 86 f.).

Belastung

Zu Beginn sind pro Trainingseinheit 10–15 Minuten 2-mal pro Woche ausreichend.

Starten Sie zunächst mit 1- bis 2-minütigen Intervallen, d. h. Sie joggen 1–2 Minuten und machen danach eine etwa einminütige Gehpause mit Lockerungsübungen für die Beine, Arme und Schultern. Dann starten Sie mit dem zweiten Intervall. In der 3. und 4. Trainingswoche sollte der Umfang allmählich von 15 auf 20 bzw. in der 5. und 6. Woche auf 30–45 Minuten erhöht werden. Nach etwa 4 Wochen ist in der Regel die Bewegungstechnik so weit stabilisiert, dass nun der Submaximaltest zur Intensitätsjustierung durchgeführt werden kann. Wichtig! Erproben Sie in den folgenden Trainingseinheiten die ermittelte Schwellenherzfrequenz und justieren Sie ggf. die Frequenz je nach Befinden einige Schläge nach. Ziel ist es, nach 7–8 Wochen Aufbau- bzw. Stabilisierungstraining etwa 3-mal pro Woche ca. 45–60 Minuten kontinuierlich zu joggen (siehe Tabelle unten). Planen Sie Ihr Lauftraining möglichst so, dass jeweils zumindest ein Tag Pause zur Regeneration dazwischen liegt.

Cool-down
Am Ende jeder Trainingseinheit sollten Sie mit reduziertem Tempo einige Minuten »austraben« und die besonders beanspruchten Muskeln lockern und nachdehnen (siehe Seite 86 f.).

Ausrüstung
Auch beim Joggen sind gute Laufschuhe das entscheidende Ausstattungskriterium. Sie leisten einen wichtigen Beitrag zur Entlastung von Muskeln und Gelenken. Durch eine gut aufgebaute Sohle oder spezielle Dämpfungssysteme (Luft, Gel u. Ä.) können Stöße, die beim Aufprallen des Fußes auf den Boden entstehen, aufgefangen werden. Wichtig ist, dass der Schuh gut passt (eher etwas größer wählen) und bequem ist. Besonders im Fersenbereich sollte er weich und gepolstert sein und nicht drücken, damit die Achillessehne nicht gereizt wird. Lassen Sie sich im Fachhandel beraten und nehmen Sie sich ausreichend Zeit zum Anprobieren. Gute Fachgeschäfte haben häu-

Trainingsaufbau Jogging

Trainingswoche	Übungs-/ Technikphase 1./2.	3./4.	Submax. Test Laufen	Aufbau-/ Stabilisierungsphase 5./6.	7./8.	Trainingsphase 9./10.	
Trainingshäufigkeit	2	2	Intensitäts-Justierung	2–3	2–3	3	3
Trainingsdauer (min)							
● Aufwärmen	5	5–7		6–8	8–10	10	10
● Belastung	10–15	15–20		20–30	30–45	45–60	60
● Cool-down	3	3		4	4	5	5
Gesamtzeitaufwand	18–23	23–30		30–42	42–59	60–75	75

fig ein Laufband, auf dem Sie den Schuh während Belastung testen können. Bringen Sie gegebenenfalls einen alten Sportschuh mit ins Geschäft. Der Fachverkäufer erkennt vor allem an der Abnutzung der Sohle, auf welche Gesichtspunkte beim neuen Schuh zu achten sind.

Radfahren

Das Fahrradfahren ist ebenfalls eine hervorragend geeignete Ausdauersportart für ein Gesundheitstraining. Das Körpergewicht wird weitgehend durch das Sportgerät »getragen«, sodass die Gelenke beim Training weniger belastet werden. Dieser Aspekt ist insbesondere für Personen, die zu viele Pfunde auf die Waage bringen oder an Erkrankungen des Bewegungsapparates leiden, bedeutsam. Gegenüber dem Walking bzw. Laufen haben Sie zudem, bedingt durch die höhere Fortbewegungsgeschwindigkeit, einen deutlich größeren Bewegungsradius, was die Vielfalt und den hohen Erlebniswert der Sportart ausmachen.

Weniger anstrengend als Laufen
Da beim Radfahren die eingesetzte Muskelmasse geringer ist als beim Laufen, sind der Pulsanstieg und der Kalorienverbrauch etwas niedriger. Zudem müssen Sie nicht, wie bei den anderen Ausdauersportarten, ständig aktiv sein – bei Abfahrten oder Rückenwind können Sie es locker »rollenlassen« und haben dadurch eine Bewegungspause. Um einen mit den anderen

Ausdauersportarten vergleichbaren Trainingseffekt zu erzielen muss der Trainingsumfang erhöht werden (siehe Seite 55).

Technik
Ein technisch sauberes Radfahren zeichnet sich durch eine flüssige »runde« Tretbewegung mit optimaler Kraftübertragung aus. Dies wird u. a. dadurch erreicht, dass das Pedal bei jeder Umdrehung nicht nur in der vorderen Position nach unten gedrückt, sondern auch in der hinteren Stellung nach oben gezogen und im oberen Bereich geschoben wird. Dadurch werden zusätzliche Muskelgruppen eingesetzt und somit der Kraftaufwand pro Pedalumdrehung auf verschiedene Bereiche verteilt.
Diese fortgeschrittene Technik ist allerdings nur durch eine »feste« Verbindung des Fußes mit dem Pedal möglich (Riemen- oder besser sog. Klickpedale, die ähnlich einer Skibindung durch eine Drehbewegung bei Bedarf die Verbindung lösen).

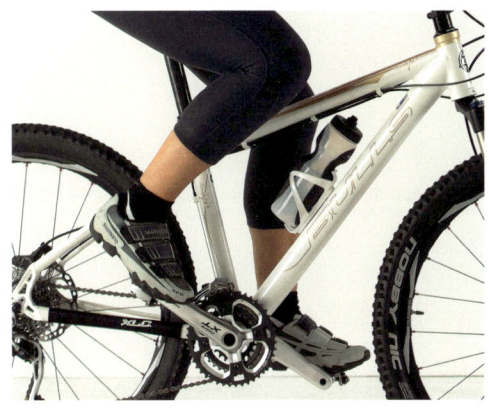

Der »runde« Tritt: Das Pedal nicht nur nach unten treten, sondern auch nach oben ziehen.

Anfangs können Sie aber auch ohne feste Verbindung mit einem griffigen Pedal und einem profilierten Schuh durch Kippen des Fußes (zum Schieben und Ziehen) den Bereich der Kraftübertragung vergrößern.

Der richtige Tretwiderstand

Der Tretwiderstand bzw. der Gang sollte so gewählt werden, dass eine relativ hohe Trittfrequenz (mindestens 60–70, besser 80–90 Umdrehungen pro Minute) eingehalten werden kann. Zählen Sie gelegentlich während des Fahrens, wie häufig Sie in die Pedale treten. Bei zu hohen Gängen ist der Tretwiderstand sehr groß, sodass eine erhöhte Kraftanstrengung erforderlich ist.

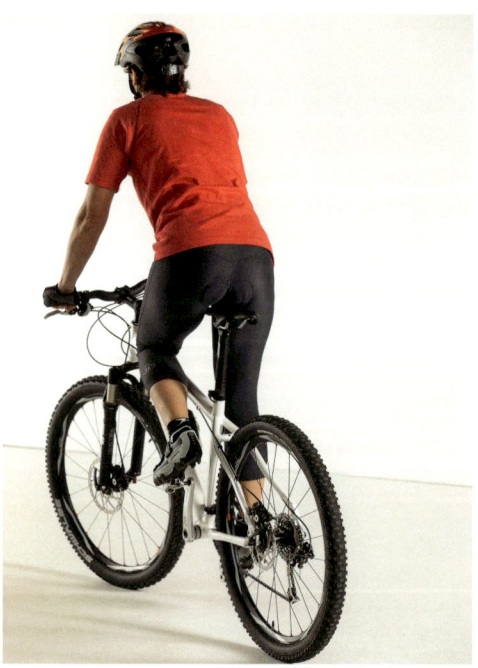

Der Wiegetritt, bei dem Sie sich aus dem Sattel heben, ist hilfreich, wenn es steil bergauf geht.

Dadurch kann auch der Blutdruck unerwünscht hoch ansteigen. Zudem können die (Knie-)Gelenke überlastet werden.

Der Wiegetritt

Falls es sehr stark bergauf geht, empfiehlt sich phasenweise der sogenannte »Wiegetritt«. Dabei geht man aus dem Sattel – man steht sozusagen in den Pedalen und unterstützt jeden Tritt mit dem Körpergewicht. Wenn Sie die Technik gut beherrschen, wird die Fortbewegung erleichtert. Um den Wiegetritt zu üben, sollten Sie häufig kurzzeitig in die stehende Position wechseln, ohne die Geschwindigkeit zu verändern.

Üben für mehr Sicherheit

Eine gute Fahrtechnik dient der eigenen Sicherheit. Insbesondere, wenn Sie schon länger nicht mehr im Sattel gesessen haben, sollten Sie auf einem freien Parkplatz oder einer unbefahrenen Straße die folgenden Manöver üben:

- Geradeaus fahren, z. B. auf einer schmalen Linie.
- Kurven fahren mit unterschiedlichen Radien und wenden auf engem Raum mit dem inneren Pedal auf dem höchsten Punkt.
- Einhändig fahren mit Zurückschauen, Schalten oder Richtungsanzeige (Abbiegen im Straßenverkehr).
- Bremsen, kontrolliert und dosiert mit Vorder- und Rückbremse gleichzeitig vor einer Begrenzungslinie.
- Anfahren und Absteigen am Berg oder auf unterschiedlichem Untergrund.

Dosierung

Beim Radfahren ist der Kraftaufwand etwas höher als beim Laufen. Der Blutdruck steigt daher etwas mehr an, selbst wenn mit gleicher Intensität trainiert wird. Hügeliges Gelände und Anstiege können zu deutlichen Belastungsspitzen führen, die sich nur zum Teil durch Herunterschalten in einen kleineren Gang kompensieren lassen.

Herzpatienten oder Hypertoniker sollten sich deshalb von ihrem Arzt beraten lassen und eher flaches bis leicht hügeliges Gelände bevorzugen.

Bei ausgedehnten Fahrten von mehreren Stunden sollte unbedingt auf entsprechende Flüssigkeitszufuhr (große Trinkflasche am Fahrrad) geachtet werden (siehe Seite 48).

Der Trainingsaufbau

Vor Beginn des Trainings sollten Sie sich etwa 2 Minuten durch einige Lockerungs- und Dehnübungen »aufwärmen« (siehe Seite 86). Starten Sie danach zunächst mit gemächlichem Tempo (hohe Trittfrequenz,

wenig Krafteinsatz) und steigern Sie erst nach und nach langsam die Intensität, bis Sie nach etwa 5 Minuten Ihren Trainingsbereich erreicht haben.

In den folgenden Wochen verlängert sich die Aufwärmzeit auf insgesamt 10 Minuten (ca. 4 Minuten Mobilisieren und ca. 6 Minuten »Warmfahren«) (siehe Tabelle unten):

Belastung

In den ersten 14 Tagen sind 2 Trainingseinheiten pro Woche von jeweils 20–30 Minuten ausreichend. In der 3. und 4. Trainingswoche sollten die Trainingseinheiten allmählich von 30 auf 45 bzw. auf 60 Minuten verlängert werden.

Wählen Sie zu Beginn auch bei dieser Sportart eine ebene bzw. nur leicht profilierte Strecke.

Nach dieser etwa einmonatigen Anfangsphase ist die Fahrtechnik so weit eingeübt, dass nun der Submaximaltest zur Intensitätsjustierung durchgeführt werden kann (detaillierte Vorgaben siehe Seite 52).

Trainingsaufbau Radfahren

Trainingswoche	Übungs-/ Technikphase 1./2.	3./4.	Submax. Test Laufen	Aufbau-/ Stabilisierungsphase 5./6.	7./8.	Trainingsphase 9./10.	
Trainingshäufigkeit	2	2	Intensitäts-Justierung	2–3	2–3	3	3
Trainingsdauer (min)							
● Aufwärmen	5	5–7		6–8	8–10	10	10
● Belastung	20–30	30–45		45–60	60–75	75–90	90–120
● Cool-down	3	3		4	4	5	5
Gesamtzeitaufwand	28–38	38–53		55–72	72–89	90–105	105–135

Unser Rat

Alternativ ist beim Radfahren auch eine längere Trainingstour (ca. 3–4 Stunden) z. B. am Wochenende möglich, sodass zwei Einheiten pro Woche ausreichen!

Wichtig! Erproben Sie in der folgenden Stabilisierungsphase die ermittelte Schwellenherzfrequenz und justieren Sie ggf. die Frequenz je nach Befinden einige Schläge nach.

Ziel ist es, am Ende der Aufbau- bzw. Stabilisierungsphase etwa 3-mal pro Woche ca. 90–120 Minuten Rad zu fahren (siehe Tabelle Seite 77). Ein möglicher Wochenplan wäre, eine Trainingseinheit auf einen Wochentag (beispielsweise Mittwoch) und zwei Einheiten aufs Wochenende (z. B. Freitag und Sonntag) zu legen.

Cool-down

Am Ende des Trainings sollten Sie einige Minuten mit gemächlichem Tempo »ausradeln« und danach die Beinmuskulatur, aber auch den Schulter und Nackenbereich lockern und dehnen (siehe Seite 86 f.).

Ausrüstung und Justierung

Liegt beim Walking und Jogging bezüglich der Ausrüstung das Hauptaugenmerk auf dem Sportschuh, so ist beim Radfahren doch ein höherer Ausstattungsaufwand notwendig. Ein qualitativ hochwertiges und in der Rahmengröße auf Sie abgestimmtes Fahrrad, das auch für Waldwege geeignet ist, erhöhen den Fahrspaß und die Sicherheit und damit die Motivation, die Sportart regelmäßig und dauerhaft zu betreiben.

City-Bike für den Alltag

Sogenannte City-Bikes – Stadtfahrräder mit aufrechter Sitzposition zur besseren Übersicht im Verkehr und Komplettausstattung wie z. B. Ständer oder Gepäckträger – sind für alltägliche Zwecke wie Fahrten zum Arbeitsplatz, zum Einkaufen, Freunde besuchen o. Ä. bestens geeignet. Sie können dadurch oftmals das Auto stehen lassen, haben keine Parkplatzsorgen und bewegen sich »einfach so nebenbei«.

Sportlicher – das Trekking- oder Mountainbike

Für Trainingszwecke sind sogenannte Trekking- oder Mountainbikes wesentlich besser geeignet. Sie sind sehr stabil – auch gröbere Unebenheiten können so sicher gemeistert werden – und haben großzügige Übersetzungen (mindestens 7-Gangschaltung), damit Sie auch bei einem Anstieg nicht gleich »aus der Puste kommen«. Eine gute Federung, zumindest an der Vordergabel, erhöht deutlich den Fahrkomfort und gehört heute bei einem guten Fahrrad zum Standard.

Das Fahrrad richtig einstellen

Bevor es losgeht, sollten Sie zunächst Lenker und Sattel richtig einstellen (lassen)! Der Höhenunterschied zwischen Lenker und Sattel hängt von Fahrradtyp und Fahrweise ab.

Der Lenker: Je sportlicher das Rad und je flotter der Fahrstil ist, desto niedriger ist in der Regel der Lenker eingestellt. Dies kann jedoch zu Rückenbeschwerden führen. Eine aufrechtere Fahrweise wird als angenehmer empfunden, vergrößert aber den Luftwiderstand, sodass Sie bei gleichem Kraftaufwand langsamer vorankommen. Normalerweise sollte der Lenker für den Einsteiger eher etwas höher und für den Fortgeschrittenen ca. 3–4 cm tiefer als der Sattel justiert sein.

Der ideale Kompromiss aus bequemer und rückengerechter Sitzposition und einem sportlichen Fahrstil mit zusätzlichem Einsatz der Arm-, Schulter- und Rumpfmuskulatur ist ein um etwa 25–40 Grad nach vorne geneigter Oberkörper.

Der Sattel: Die Sattelhöhe ist dann richtig eingestellt, wenn bei der tiefsten Pedalstellung die Ferse auf dem Pedal aufsetzt und das Knie locker durchgestreckt werden kann.

1 Beim richtigen Verhältnis von Sattel- und Lenkerhöhe ist der Oberkörper etwa 25–40° nach vorne geneigt.

2 Die Sattelhöhe stimmt, wenn bei der tiefsten Pedalstellung die Ferse aufsitzt und das Knie locker gestreckt ist.

3 Die Sattelneigung wird so eingestellt, dass sich das Knie bei der höchsten Pedalstellung senkrecht über der Fußspitze befindet.

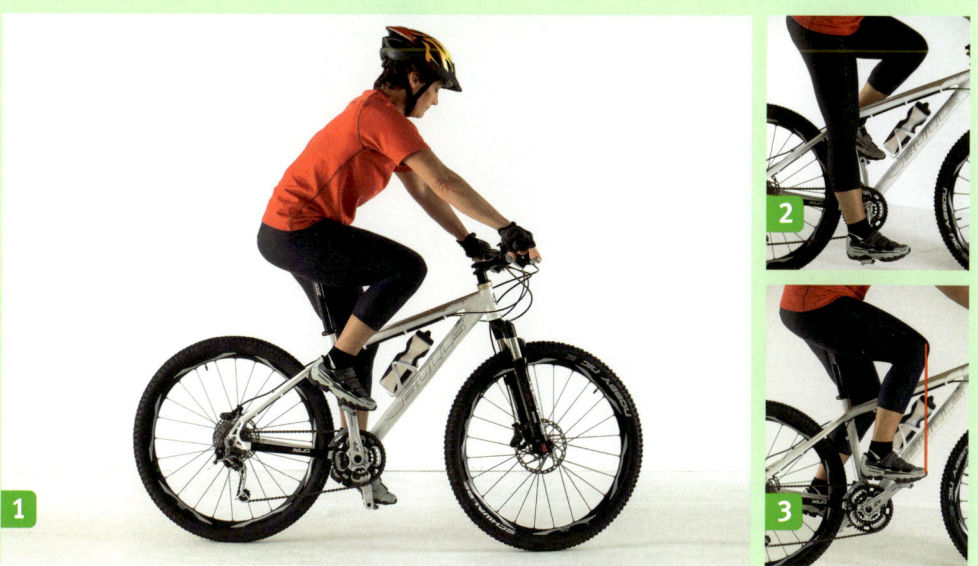

Unser Rat

Lassen Sie sich beim Kauf eines Fahrrades bei einem guten Fachhändler beraten. Das Fahrrad muss vor allem von der Rahmengröße und Geometrie auf Ihre Körperdimensionen abgestimmt sein.

Um eine optimale und gleichzeitig gelenkschonende Kraftübertragung zu erreichen, sollte sich das Knie bei waagerechter Tretkurbelposition genau senkrecht über der Pedalachse befinden. Dies wird über die horizontale Sattelposition eingestellt. Sie benötigen dazu neben dem notwendigen Werkzeug zur Sattelfixierung ein Pendel bzw. ein beliebiges an einer Schnur befestigtes Gewicht und einen Partner. Setzen Sie sich nun auf das Fahrrad, lehnen sich z. B. an eine Wand, bringen die Pedale in waagerechte Position. Nun hält der Partner das Pendel vor das Knie.

Bei richtiger Sattelposition führt die Schnur durch die Pedalachse (+/– 1 cm). Erproben Sie die Sitzposition und justieren Sie sie gegebenenfalls leicht nach.

Die richtige Kleidung

Auch die Kleidung spielt gerade beim Radfahren eine große Rolle. Für alle, die sich regelmäßig auf den Sattel schwingen, ist eine Radhose mit gepolstertem Einsatz empfehlenswert, da so Sitzbeschwerden vorgebeugt wird. Sinnvoll ist auch ein Trikot aus Kunstfasern, das den Schweiß aufnimmt, aber auch schnell wieder nach außen abgibt, sodass die Kleidung nicht nass am Körper klebt wie bei Baumwollgewebe. Wählen Sie ruhig auffällige Farben, dann werden Sie im Straßenverkehr besser gesehen. Wer regelmäßig radelt, ist auch mit Radhandschuhen gut bedient; sie beugen Druckbeschwerden vor und verhindern Hautabschürfungen bei einem möglichen Sturz. Eine spezielle Fahrradbrille mit UV-Filter schützt die Augen vor Sonnenstrahlen und Verletzungen durch Insektenflug oder Rollsplitt.

Nicht zuletzt sollten Sie von Anfang an mit einem geprüften Helm fahren.

Fahrradergometer (Heimtrainer)

Eine Alternative oder besser Ergänzung zum Radfahren ist das Training auf dem Fahrradergometer. Ein Vorteil insbesondere für Herz-Kreislauf-Patienten ist, dass das Ergometertraining leichter dosierbar ist und im Vergleich zum Radfahren kaum koordinative Anforderungen stellt.

Die Intensitätssteuerung über die Herzfrequenz ist identisch wie beim Radfahren. Da man im Unterschied zum Radfahren auf dem Heimtrainer ununterbrochen aktiv ist, verkürzen sich die erforderlichen Trainingszeiten. Sie entsprechen deshalb den Vorgaben vom Walking. Weitere Vorteile sind die Unabhängigkeit von Wetter und Verkehrsinfrastruktur. Ein bewährter Kompromiss ist das ergänzende Ergometertraining insbesondere in der kalten Jahreszeit bzw. wenn es relativ früh dunkel wird.

Ausdauersportarten – Schwimmen, Inline-Skating, Sportspiele

Das Schwimmen bzw. neuere Bewegungsformen im Wasser, wie z. B. das Aqua-Jogging haben in der Prävention und Rehabilitation von Herz-Kreislauf-Erkrankungen ebenfalls einen hohen Stellenwert.

Schwimmen

Durch den Auftrieb des Wassers ist ein Training nahezu ohne Gelenkbelastung möglich. Dies ist insbesondere für Gesundheitssportler mit Übergewicht oder stärkeren orthopädischen Einschränkungen von besonderer Bedeutung. Ein sportlicher Schwimmstil lässt sich am besten mithilfe eines erfahren Trainers einüben, da eine Selbstkontrolle und Korrektur der eigenen Bewegung im Wasser kaum möglich ist.

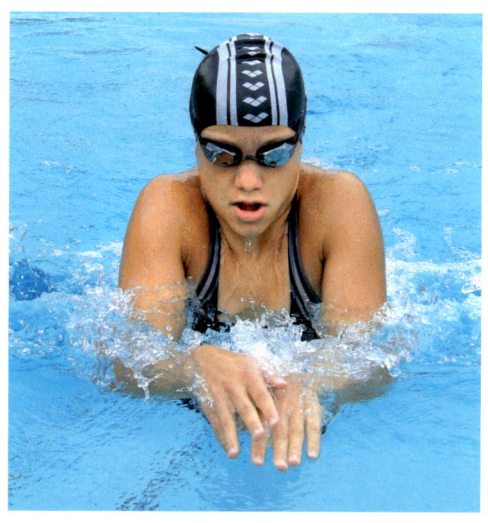

Für Gesundheitssportler lohnt es sich, den eigenen Schwimmstil zu verbessern.

Die verschiedenen Disziplinen

● Das **Brustschwimmen** ist für Einsteiger der gebräuchlichste Schwimmstil. Im Vergleich zu anderen Techniken (Kraul-, Rückenkraul- oder Delphinschwimmen) sind in der Regel schon zu Beginn längere Belastungsintervalle möglich.
Normalerweise wird am Ende des Armzuges während der höchsten Stellung von Kopf und Schultern ein-, und während der Streckung des Körpers (Gleitphase) ins Wasser ausgeatmet (Gesicht bzw. Kopf im Wasser). Bleibt der Kopf hingegen beim Ein- und Ausatmen ständig über der Wasseroberfläche, kann es zu Verspannungen der Nacken-

und Rückenmuskulatur kommen. Mit dem folgenden Tipp können Sie beim Brustschwimmen Nackenbeschwerden vermeiden und Ihre Technik verbessern: Wenn es Ihnen (noch) nicht gelingt, mit dem Gesicht ins Wasser auszuatmen, halten Sie dennoch den Kopf nicht permanent »bewegungslos« über Wasser, sondern ziehen Sie das Kinn jeweils während der Gleitphase (Streckung des Körpers) ca. 3–4 Zentimeter Richtung Brust. Durch diese ständige leichte Streck- und Beugebewegung des Nackens (ohne Eintauchen des Kopfes) werden Verspannungen der Muskulatur weitgehend vermieden. Noch günstiger ist allerdings das Ausatmen ins Wasser. Dadurch wird der ganze Körper (auch der Kopf!) vom Wasser getragen. Außerdem kommen Sie aufgrund der verbesserten Wasserlage zügiger voran.

Unser Rat

Neben der Berechnung über die Faust-formel (siehe Seite 35), kann der in-dividuelle Trainingspuls beim Schwim-men auch über den Walking-Test ab-geleitet werden (siehe Seite 66).

● Beim **Rückenschwimmen** kann man zwar den Kopf auf der Wasseroberfläche »able-gen«, aber daraus resultieren Orientierungs-schwierigkeiten (Beckenrand, Mitschwim-mer u. Ä.), insbesondere im alltäglichen Schwimmbetrieb sowie vermehrt techni-sche Probleme (Rückenkraulstil). Häufig wird deshalb durch diesen Schwimmstil die notwendige Mindestintensität und -dauer, um einen Trainingseffekt am Herz-Kreislauf-System zu erzielen, nicht erreicht.

● Für den fortgeschrittenen Schwimmer bietet sich aufgrund der gestreckten Kör-perhaltung ohne einseitig belastende Be-wegungsmuster die **Kraultechnik** an. Diese ökonomische und schnelle Disziplin wird grundsätzlich bei allen Wettbewerben mit nicht vorgeschriebener Technik wie Freistil-schwimmen oder Triathlon gewählt.

Üben Sie zunächst einige Wochen die ge-wählte Schwimmtechnik – am besten mit Trainer, wie schon erwähnt – bevor Sie die Intensität mittels Pulskontrolle überprüfen! Die Herzfrequenz ist im Wasser etwas nied-riger, als bei den anderen Ausdauersport-arten.

Die Ausrüstung
Empfehlenswert beim Training im Wasser ist neben gut sitzender Badebekleidung eine Schwimmbrille, die die Augen vor Des-

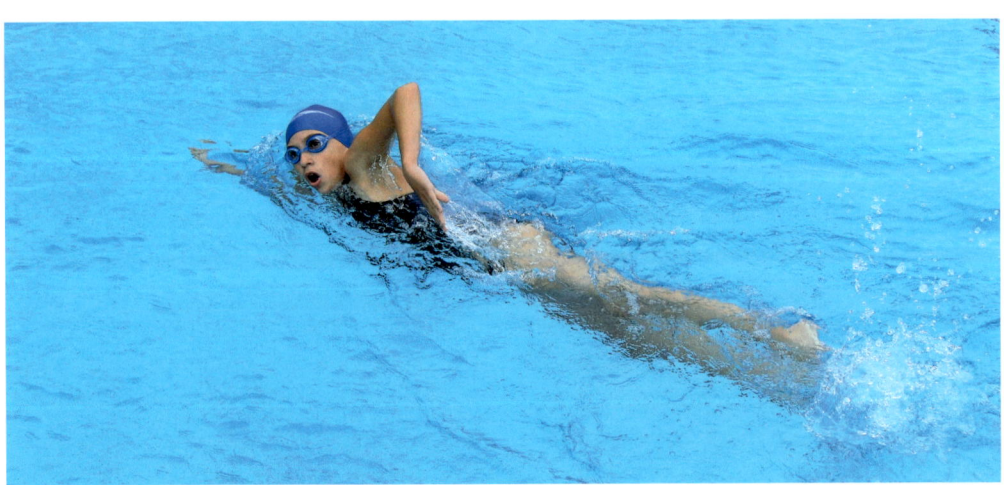

Die Kraultechnik ist der ausgewogenste, kräftesparendste und schnellste Schwimmstil – wenn man sie richtig beherrscht!

infektionsmitteln schützt und eine gute Sicht unter Wasser ermöglicht.

Inline-Skating

Diese Bewegungsform zieht mittlerweile viele Menschen in ihren Bann und hat sich zu einer etablierten Sportart entwickelt. Das Fortbewegen auf Rollen kann man wohl am besten mit einem gleitenden Gehen bzw. Laufen vergleichen, und ist dem Schlittschuhlaufen, aber auch dem Skilanglauf (Skating-Technik) sehr ähnlich.

Durch die Gleitbewegung minimieren sich die Stoßbelastungen, wie sie beim Laufen auftreten, deutlich. Allerdings erhöht sich aufgrund des koordinativen Anspruches die Sturzgefahr erheblich, sodass entsprechende Schutzausrüstung unverzichtbar ist. Zudem kommt es durch das erhöhte Unfallrisiko (z. B. bei Abfahrten oder Ausweichmanövern) zu psychischen Belastungsspitzen, sodass diese Belastungsform für Herz-Kreislaufpatienten (insbesondere bei der Einnahme von blutverdünnenden Medikamenten) nur sehr eingeschränkt zu empfehlen ist.

Für gut belastbare Gesundheitssportler ist das Inline-Skaten nach fachkundiger Anleitung eine hoch motivierende, durchaus empfehlenswerte Sportart.

Die Trainingsintensität

Herzfrequenzkontrollen oder Tests zur Intensitätssteuerung sind bei dieser motorisch anspruchsvollen Bewegungsform erst nach einem intensiven Gewöhnungs- bzw. Techniktraining sinnvoll.

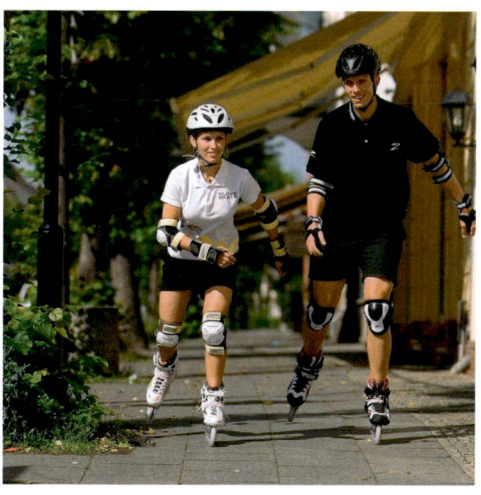

Die Ausrüstung passt, nicht aber der Ort. Zu Recht sind Inline-Skater auf Fußwegen bei den Passanten höchst unbeliebt.

Der Trainingspuls liegt etwas höher als beim Walking, sodass als Faustformel 190 minus Lebensalter gilt bzw. zu der anhand des Walking-Tests ermittelten Walking-Trainingsherzfrequenz werden noch fünf Schläge hinzuaddiert.

Sportspiele

Sportspiele stellen ein komplexes Bewegungstraining dar. Hier stehen vor allem technisch-motorische Fertigkeiten und koordinative Fähigkeiten wie Reaktion oder Gleichgewicht im Vordergrund.

Aber abhängig von der zu leistenden Laufarbeit wird bei den Spielen – ähnlich wie bei den klassischen Ausdauersportarten – auch der Motor trainiert und ein entspre-

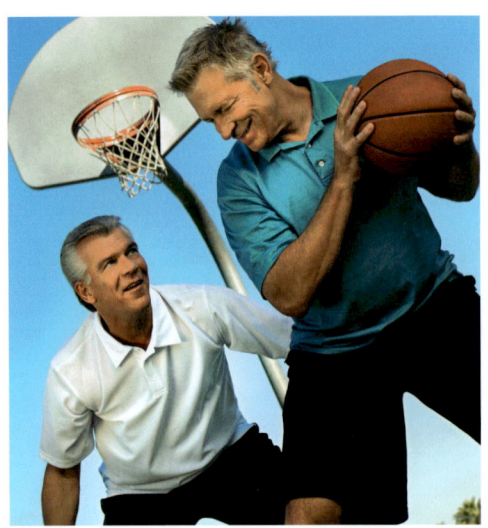

Mannschaftsspiele machen viel Spaß, können aber auch verletzungsträchtig und aufregend sein.

chend hoher Energieumsatz erzielt (siehe Tabelle Seite 61). Sogenannte Zielschussspiele (u.a. Basketball, Handball, Fußball) oder Rückschlagspiele (u.a. Badminton, Squash, Tennis) sind entsprechend laufintensiv.

Es kommt leicht zur Überforderung

Allerdings sind hier leichter als bei anderen Trainingselementen Überforderungen möglich, weil sowohl physische (Sprints) als auch psychische Belastungsspitzen (Wettkampf) zusammentreffen können.

Da oft schnell und kurzfristig hohe Leistungen erforderlich sind, ist die Belastung bei Spielen schwerer dosier- und kontrollierbar als bei reinen Ausdauersportarten. Insbesondere bei den Zielschussspielen besteht

durch den Körperkontakt und den körperlichen Einsatz die Gefahr von Verletzungen. **Achtung:** Für Herzpatienten sind Zielschussspiele nach Wettkampfregeln häufig nicht geeignet! Rücksprache mit dem behandelnden Arzt nehmen!

Bei den sogenannten Mannschaftsrückschlagspielen wie Volleyball, Prellball oder Faustball ist durch die räumliche Trennung der Spieler bzw. Mannschaften die Unfallgefahr zwar geringer, wesentliche Effekte auf das Herz-Kreislauf-System sind jedoch nicht zu erwarten.

Die sogenannten Einzel- bzw. Doppelrückschlagspiele, insbesondere Federball bzw. Badminton, verlangen mehr Laufarbeit und haben ein vergleichsweise niedriges Verletzungsrisiko.

Badminton kann zudem ohne große Vorkenntnisse gespielt werden, zumal viele Menschen bereits Vorerfahrungen aus dem Federballspiel haben.

Mehr Spaß in der Gruppe

Sportspiele sind grundsätzlich nur mit Partner bzw. in der Gruppe durchführbar, besitzen aber gerade aus diesem Grund einen besonderen Reiz.

Das miteinander Spielen, das Messen mit anderen verursachen Spaß, Spannung bzw. »Nervenkitzel« und lenken von der körperlichen Anstrengung, aber auch von alltäglichen Problemen ab.

Durch das spielerische »Abreagieren« und wegen des hohen »Spaßfaktors« haben Sportspiele eine stark entspannende und gleichzeitig motivierende Komponente.

»Karosseriepflege« – Übungstipps

Neben dem »Motor« sollte auch die »Karosserie« gepflegt werden, um Beschwerden oder Verletzungen zu vermeiden. Ein gewisses Maß an Beweglichkeit und Kraft ist zudem im Alltag und bei körperlicher Aktivität unverzichtbar.

Elastizität und Kraft

Eine elastische und entspannte Muskulatur wird besser durchblutet und erleichtert sportliche aber auch alltägliche Anforderungen, beginnend beim morgendlichen Ankleiden bis zur Haus- und Gartenarbeit. Mobilisations- und Dehnübungen im Rahmen eines Aufwärmprogramms helfen, muskuläre Verspannungen und Beschwerden zu vermeiden. Eine kräftige Muskulatur schützt zum einen Knochen und Gelenke, zum anderen wird beispielsweise beim alltäglichen Heben und Tragen (z. B. Einkaufen) der Körper weniger belastet.
Außerdem erhöht die im Laufe der Zeit zunehmende Muskelmasse den Kalorienverbrauch.

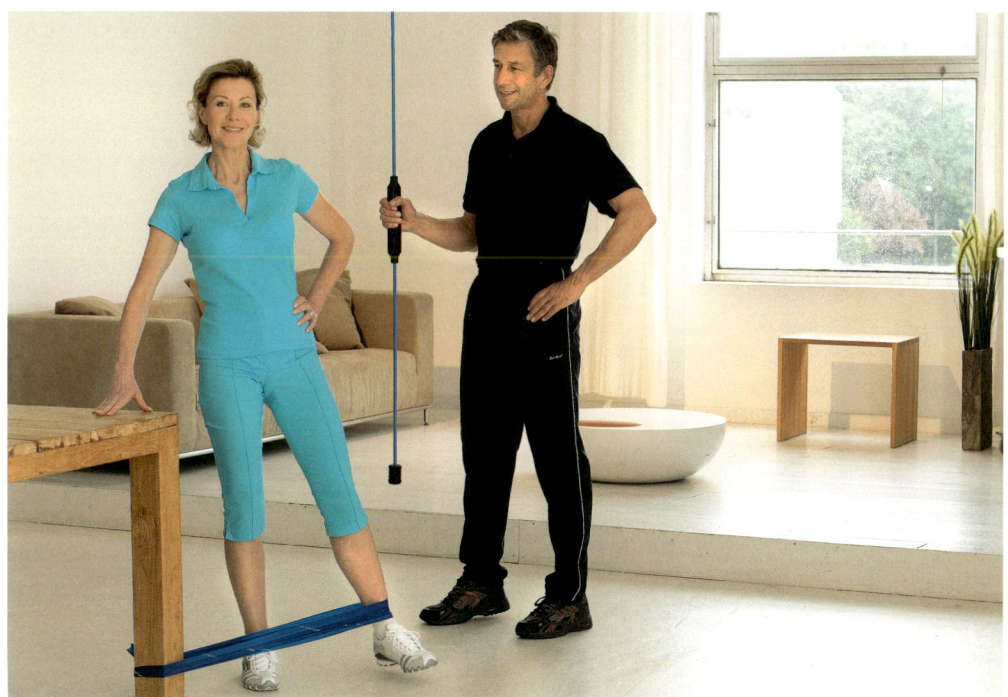

Ergänzend zum Ausdauertraining sind auch Übungen zur Dehnung und Kräftigung der Muskulatur unerlässlich.

Mit Vorsicht zu genießen

Um ungünstige Blutvolumenverschiebungen zu vermeiden, sollte bei Mobilisations- und Kräftigungsübungen der Kopf bzw. Oberkörper möglichst nicht tiefer als die Hüfte positioniert werden. Folgende Mobilisations- und Kräftigungsübungen sind für Herz-Kreislauf-Patienten und ältere Gesundheitssportler weniger geeignet:

- Bestimmte Yogaübungen wie z. B. die Kerze, Knie-Stirn-Haltung, Vierbeiner
- Bestimmte Kraftübungen wie z. B. der klassische Liegestütz mit hoch gelagerten Beinen, Aufrichten am Schrägbrett (an der Wand), Rumpfaufrichten am Kasten
- Hand- oder Kopfstand, Brücke, Schubkarre u. Ä.

Mobilisieren und Dehnen

Das folgende Übungsprogramm sollten Sie im Rahmen des Aufwärmprogramms bzw. beim Cool-down (siehe gesonderte Hinweise bei den jeweiligen Sportarten) durchführen. Sie können dadurch Ihre Beweglichkeit verbessern und muskuläre Beschwerden vermeiden.

Trainingsmethodische Aspekte

Pro Muskelbereich (natürlich beide Seiten!), sollten Sie 10–15 Sekunden dehnen, danach sanft ausschütteln und die Übung wiederholen. Das folgende Dehnprogramm können Sie sowohl statisch (gehalten) als auch dynamisch (leichtes Nachfedern in der Dehnposition) ausführen.

Lockern und mobilisieren Sie nach jeder Dehnübung den jeweiligen Muskel- und Gelenkbereich durch langsames Strecken, Anziehen bzw. Kreisen unter Ausnutzung der Ihnen maximal möglichen Bewegungsamplitude.

1. Übung – Wade

1 Gehen Sie in Schrittstellung und verlagern Sie das Gewicht auf das vordere Bein. Stützen Sie sich mit beiden Händen auf dem Oberschenkel ab und setzen Sie das hintere Bein so weit nach hinten, bis Sie eine Dehnung in der Wade spüren. Hüfte und Kniegelenk des hinteren Beines sind dabei gestreckt und die Ferse drückt zum Boden.

2. Übung – Oberschenkelvorderseite

2 Winkeln Sie im Stand das rechte Bein in Richtung Gesäß an und umfassen Sie die Fußspitze mit der rechten Hand, sodass Sie die Schienbeinmuskulatur gleichzeitig mitdehnen (siehe Seite 71, Walking). Ziehen Sie den Fuß zum Gesäß, Hüfte und Oberkörper bleiben dabei gestreckt und das Knie zeigt nach unten.

3. Übung – Oberschenkelrückseite

3 + **4** Stellen Sie ein Bein mit der Ferse auf den Boden (Standbein gebeugt) oder auf einen leicht erhöhten Untergrund (Standbein gestreckt). Verschränken Sie die Arme auf dem Rücken und beugen Sie sich mit geradem Oberkörper nach vorne, bis Sie auf der Oberschenkelrückseite eine Dehnung verspüren.

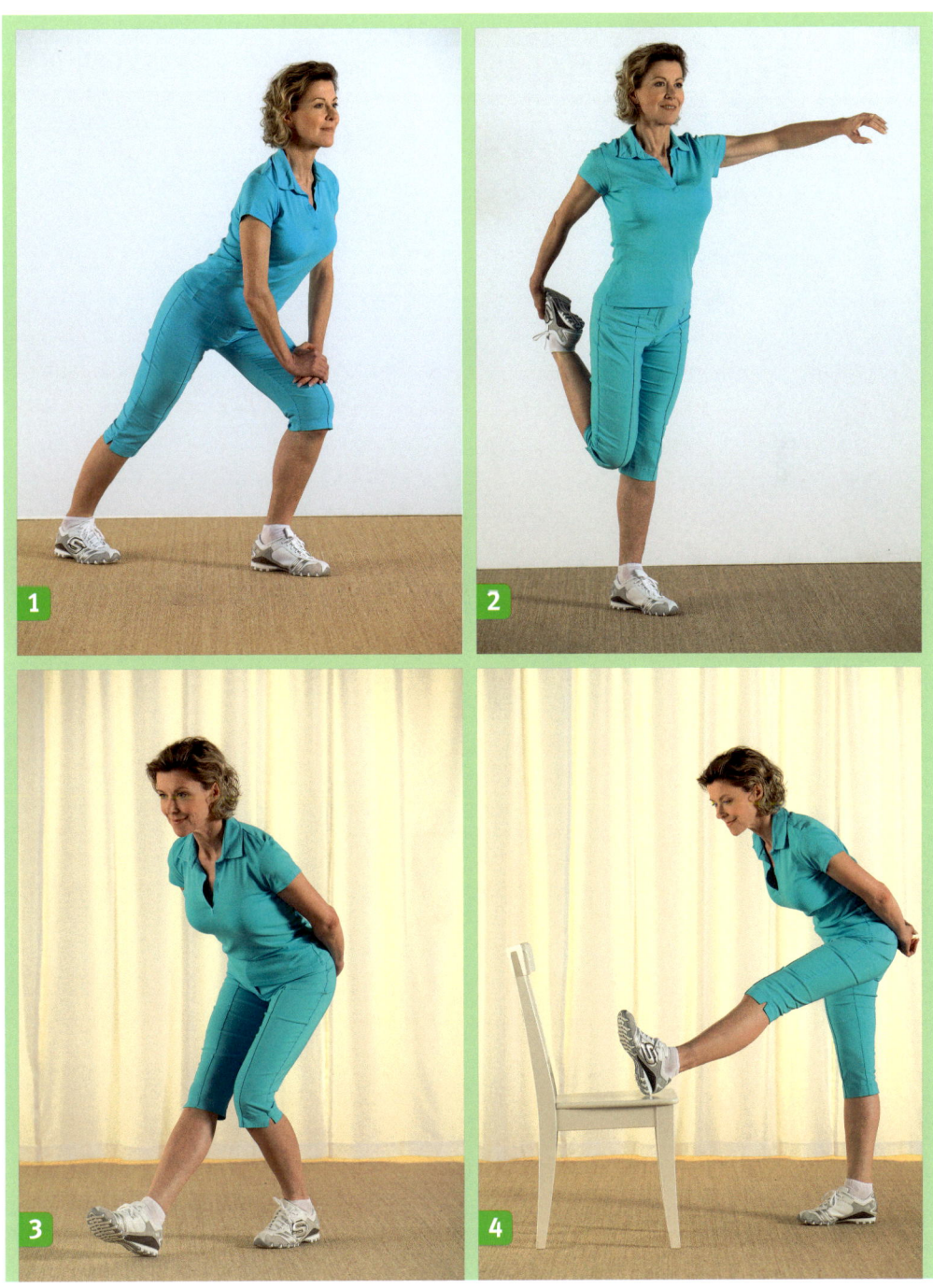

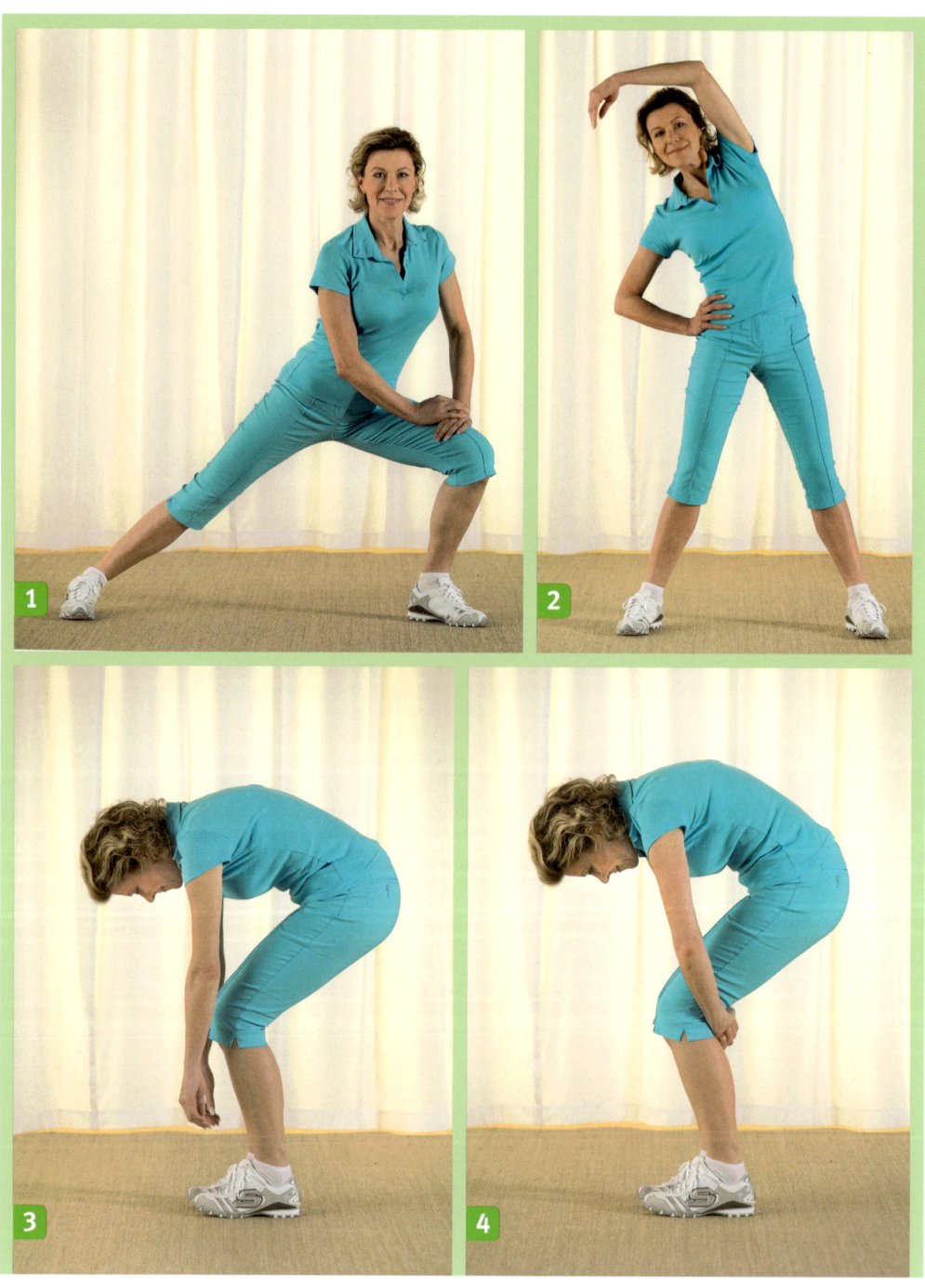

4. Übung – Oberschenkelinnenseite

1 Gehen Sie einen Schritt zur Seite und verlagern Sie das Gewicht auf ein Bein. Stützen Sie sich mit den Händen auf diesem Bein ab und beugen Sie es so weit, bis Sie auf der Oberschenkelinnenseite des anderen Beines einen Dehnreiz spüren.

5. Übung – Seitlicher Rumpf

2 Führen Sie im aufrechten hüftbreiten Stand einen Arm gestreckt nach oben, die Gegenhand zur Hüfte. Neigen Sie den Oberkörper mit dem gestreckten Arm über Kopf zur Seite, ohne den Oberkörper nach vorne oder hinten zu beugen, bis Sie einen Dehnreiz spüren.

6. Übung – Rücken

3 Stehen Sie hüftbreit mit leicht gebeugten Beinen. Lassen Sie die Arme locker nach unten hängen und machen Sie einen runden Rücken (»Katzenbuckel«).

4 Als Verstärkung können Sie mit den Händen in die Kniekehle greifen und gegen den Widerstand der Arme die Beine etwas strecken (nicht vollständig durchstrecken!). Spüren Sie, wie dadurch der Dehnreiz im (unteren) Rücken verstärkt wird.

7. Übung – Brust

5 Stellen Sie sich aufrecht seitlich zur Wand. Gehen Sie in Schrittstellung, wobei der wandnahe Fuß etwas nach vorne versetzt wird. Legen Sie den wandnahen Arm mit dem ganzen Unterarm etwa in Schulterhöhe an die Wand. Verlagern Sie nun leicht

das Gewicht auf den vorderen Fuß und drehen Sie den Oberkörper leicht von der Wand weg, bis ein Dehnreiz im Brustbereich zu spüren ist.

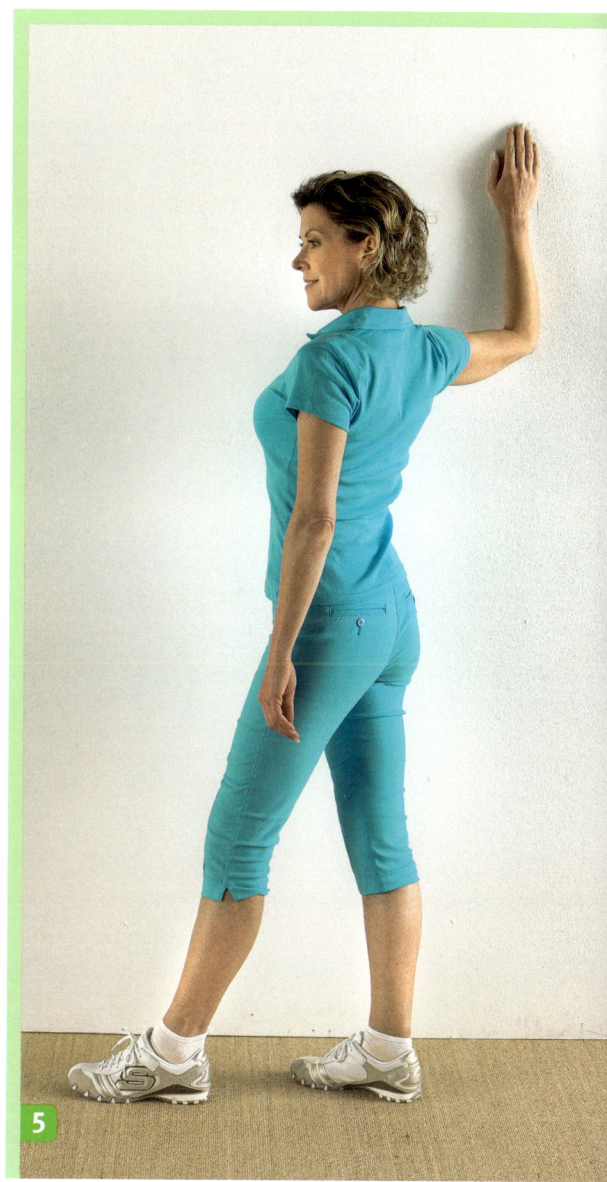

89

Kräftigen und Stabilisieren

Wie beim Ausdauertraining, so ist auch beim Kräftigen der Muskulatur die richtige Intensität für ein effektives Training ohne Überforderung von Bedeutung.
Im Gesundheitssport hat sich v. a. für den Einsteiger bzw. in fortgeschrittenem Lebensalter das sogenannte dynamische Kraftausdauertraining bewährt. Hierbei wird sowohl die Muskulatur als auch der Stoffwechsel trainiert und – je nach eingesetzter Muskelmasse – sogar das Herz-Kreislauf-System gekräftigt.

Trainingsmethodische Aspekte
Wählen Sie den Widerstand bzw. das Gewicht bei den Übungen so, dass etwa 15–20 relativ langsam ausgeführte und kontrollierte Wiederholungen bis zur Ermüdung möglich sind.

Unser Rat

Für vortrainierte Personen ist auch ein sogenanntes Muskelaufbautraining mit höherer Intensität und entsprechend geringerer Wiederholungszahl geeignet, um die Muskelmasse und die Kraftleistung noch effizienter zu steigern. Erhöhen Sie den Widerstand bzw. das Gewicht bei den folgenden Übungen so weit, bis Sie nur noch 8–12 Wiederholungen schaffen und führen Sie nach einer etwa 2-minütigen Pause ca. 1–2 weitere Serien durch.

Je nach Leistungsstand und Muskelgruppe sollten Sie 2–3 Serien (2- bis 3-mal 15–20 Wiederholungen) mit jeweils etwa 1- bis 3-minütiger Pause anstreben. Durch die relativ niedrige Intensität pro Wiederholung werden Überforderungen weitestgehend vermieden, die Muskulatur und das Herz-Kreislauf-System schonend trainieren. Atmen Sie grundsätzlich während der Anspannungsphase aus und während der Entspannungsphase ein, um Druckbelastungen zu minimieren.

Thera-Band® und andere Hilfsmittel
Bei den folgenden Kräftigungsübungen wird zur Dosierung das eigene Körperwicht und ein (Latex-)Trainingsband (1 oder besser 2 Meter lang) genutzt, wie z. B. ein Thera-Band® mit leichtem (rot oder grün) bis mittelschwerem (blau oder schwarz) Widerstand, ein stabiler feststehender Stuhl und eine bequeme, aber nicht zu weiche Unterlage (z. B. Teppich, Decke oder Turnmatte). Bei allen Übungen sollten 15–20 Wiederholungen in eher ruhigem, langsamem Tempo möglich sein. Ermüden Sie vorher, muss der Widerstand verringert werden (z. B. leichteres Thera-Band® bzw. leichtere Übungsvariante wählen), sind mehr als 20 Wiederholungen möglich, sollte die Last etwas erhöht werden. Wenn Sie die ersten 15–20 Wiederholungen geschafft haben, machen Sie eine ca. einminütige Pause und führen noch ca. 1–2 Serien (insgesamt ca. 2–3 Serien) durch und wechseln danach zur nächsten Übung im nachfolgenden Trainingsprogramm.

1. Übung – Wade

1 Stellen Sie sich frontal zu einer Wand und stützen Sie sich mit beiden Händen an der Wand ab.
Heben Sie nun die Fersen langsam bis Sie auf den Zehenspitzen stehen und senken die Fersen wieder ab.

2 Alternativ: Setzen Sie sich auf den Stuhl und führen Sie das Trainingsband um beide Fußsohlen, halten jeweils die Enden in den Händen und strecken Sie nun die Beine nach vorne. Jetzt werden die Füße ge-

> ## Unser Rat
>
> Diese Übungen aktivieren besonders die sogenannte Muskelpumpe, wirken somit durchblutungsfördernd und unterstützen die Kreislauffunktion!

gen den Widerstand des Bandes langsam gestreckt und gebeugt. Regulieren Sie die Spannung (=Widerstand) des Bandes durch den Zug der Arm- und Schultermuskulatur.

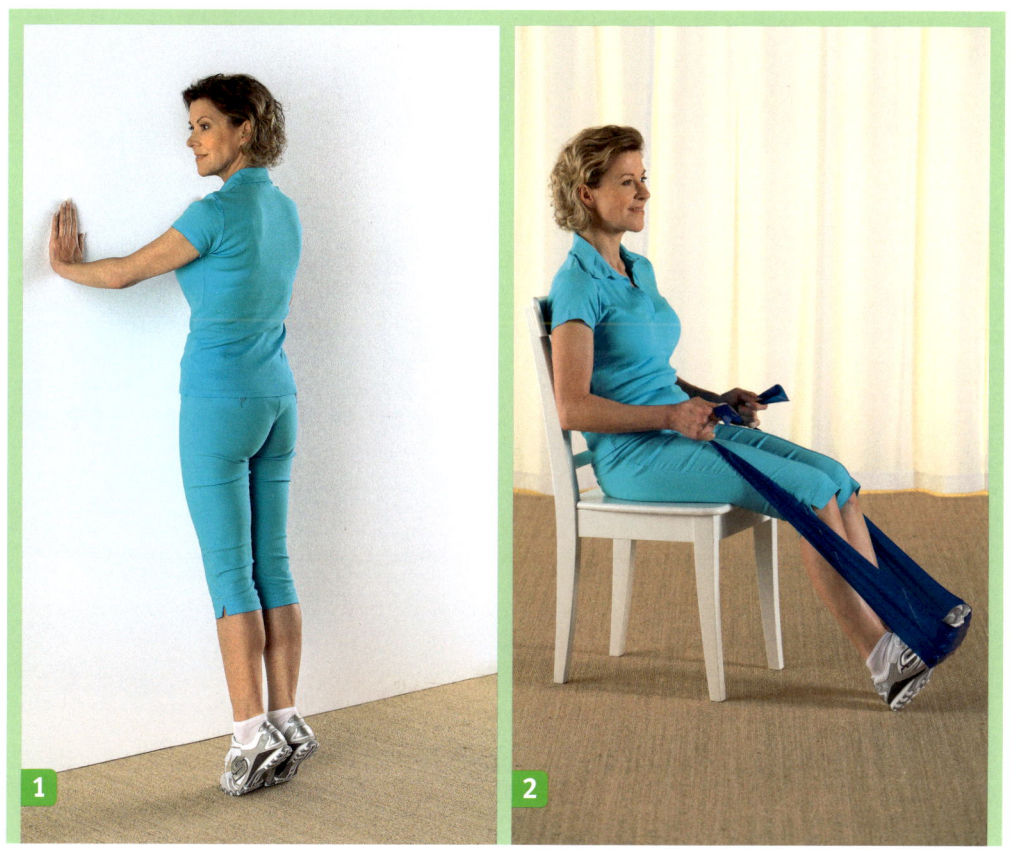

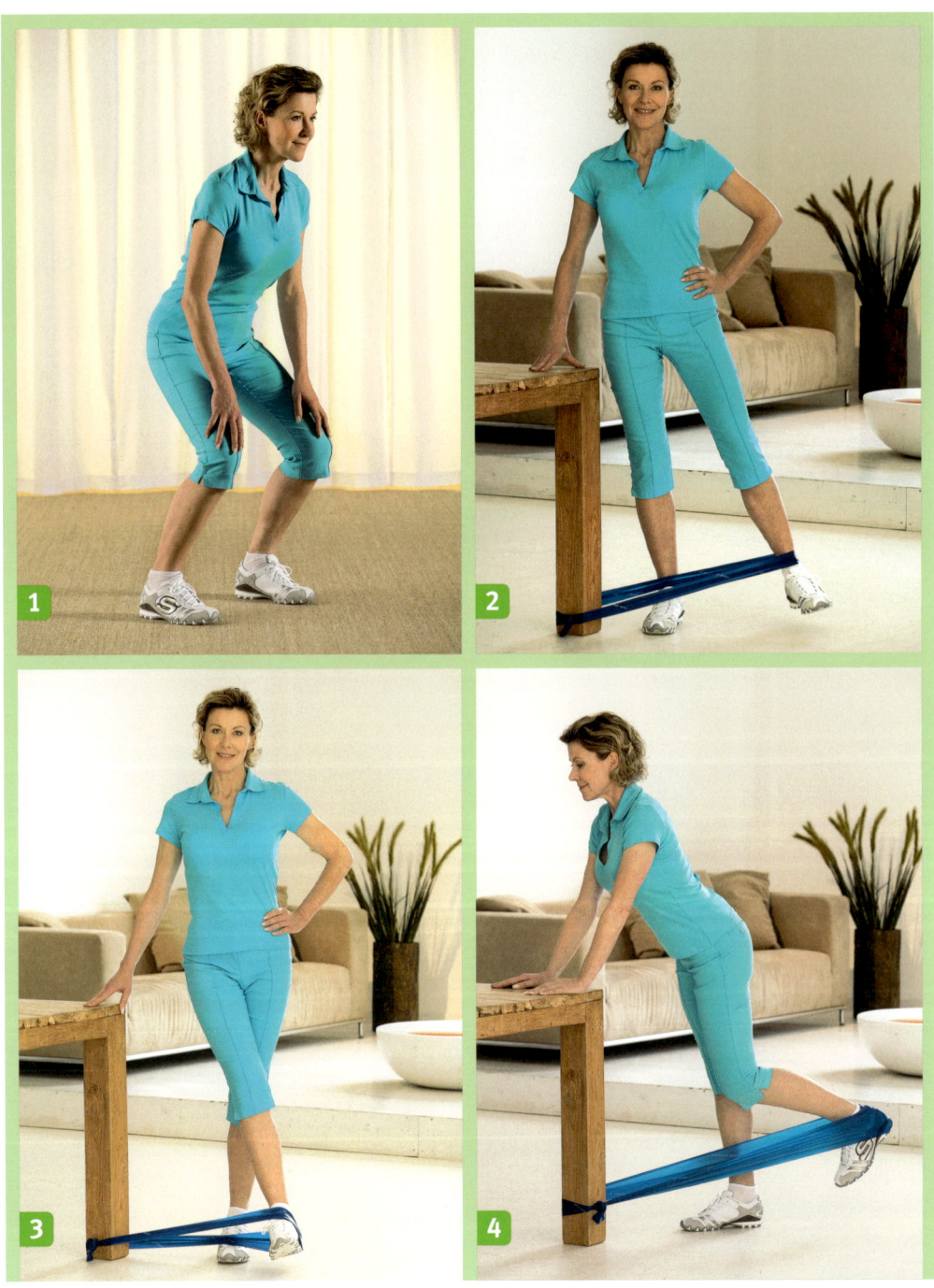

2. Übung – Oberschenkelvorderseite

1 Beugen Sie aus dem aufrechten Stand beide Beine bis Sie sich mit den Händen (mit gestreckten Armen) auf den Oberschenkeln knapp über dem Kniegelenk abstützen können. Halten Sie dabei den Rücken gerade. Zur optischen Kontrolle können Sie sich vor einen Spiegel stellen.
Bei Gleichgewichtsproblemen stützen Sie sich mit den Händen an einer Wand oder einem fest stehenden Wohnmöbel (z. B. Tisch oder Schrank) ab.

3. Übung – Hüfte- und Oberschenkelaußenseite

2 Führen Sie das Thera-Band® um einen feststehenden Gegenstand (Tischbein, Heizkörper o. Ä.) und bilden Sie eine Schlaufe. Sie stehen seitlich zur Befestigung und stellen das entfernte Bein hinein und das nahe Bein knapp dahinter. Das Bein wird nun gegen den Widerstand des Bandes abgespreizt, ohne dass sich die Hüfte dabei mitdreht, und wieder in die Ausgangsposition zurückgeführt.

4. Übung – Hüfte- und Oberschenkelinnenseite

3 Sie stehen wieder seitlich zur Befestigung und stellen jetzt das nahe Bein in die Schlaufe und das entfernte Bein leicht versetzt dahinter.
Nun wird das Bein gegen den Widerstand des Bandes vor dem Körper vorbeigezogen, ohne dass sich die Hüfte dabei mitdreht und wieder langsam in die Ausgangsposition zurückgeführt.

5. Übung – Gesäß, Oberschenkelrückseite und unterer Rücken

4 Stellen Sie sich nun frontal zur Befestigung und einen Fuß in die Schlaufe. Stützen Sie sich an der Wand oder Befestigung ab und ziehen Sie gegen den Widerstand des Bandes den Fuß 15–20-mal nach hinten-oben Richtung Gesäß und wechseln Sie dann den Fuß.

6. Übung – Bauch

5 Legen Sie sich mit dem Rücken auf Ihre Unterlage. Winkeln Sie beide Beine etwa 90° an, die Fußsohlen auf dem Boden. Heben Sie nun die Fußspitzen an und drücken Sie mit den Fersen etwas auf den Boden. Richten Sie jetzt den Oberkörper langsam auf – Sie spüren die Anspannung der Bauchmuskulatur – bis die Schulterblätter gerade nicht mehr den Boden berühren (der untere Rücken hat immer Bodenkontakt). Führen Sie dabei die gestreckten Arme mit der Handfläche nach oben seitlich an den Beinen vorbei, und senken Sie danach den Oberkörper wieder ab. Atmen Sie beim Aufrichten aus und beim Ablegen des Oberkörpers ein.

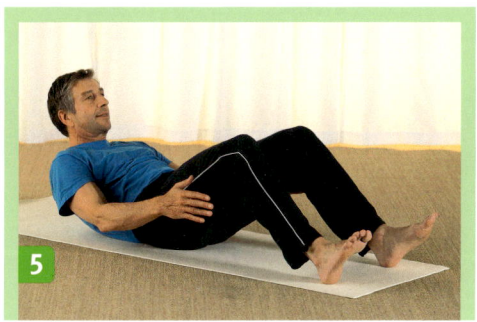

Variante

Falls Ihnen die vorangegangene Körperposition Probleme (z. B. Schwindel o. Ä.) verursacht bzw. unangenehm ist, bietet sich folgende Übung alternativ an.

1 Sie sitzen auf Ihrer Unterlage, winkeln die Beine an und greifen mit den Händen um die Knie.

2 Nun neigen Sie langsam den Oberkörper nach hinten (Hände loslassen), bis Sie eine Anspannung der Bauchmuskulatur spüren (die Füße sollen dabei nicht vom Boden abheben), halten kurz die Anspannung und bewegen sich wieder zurück zur Ausgangsposition.

Denken Sie auch hier an Ihre Atmung – nicht die Luft anhalten.

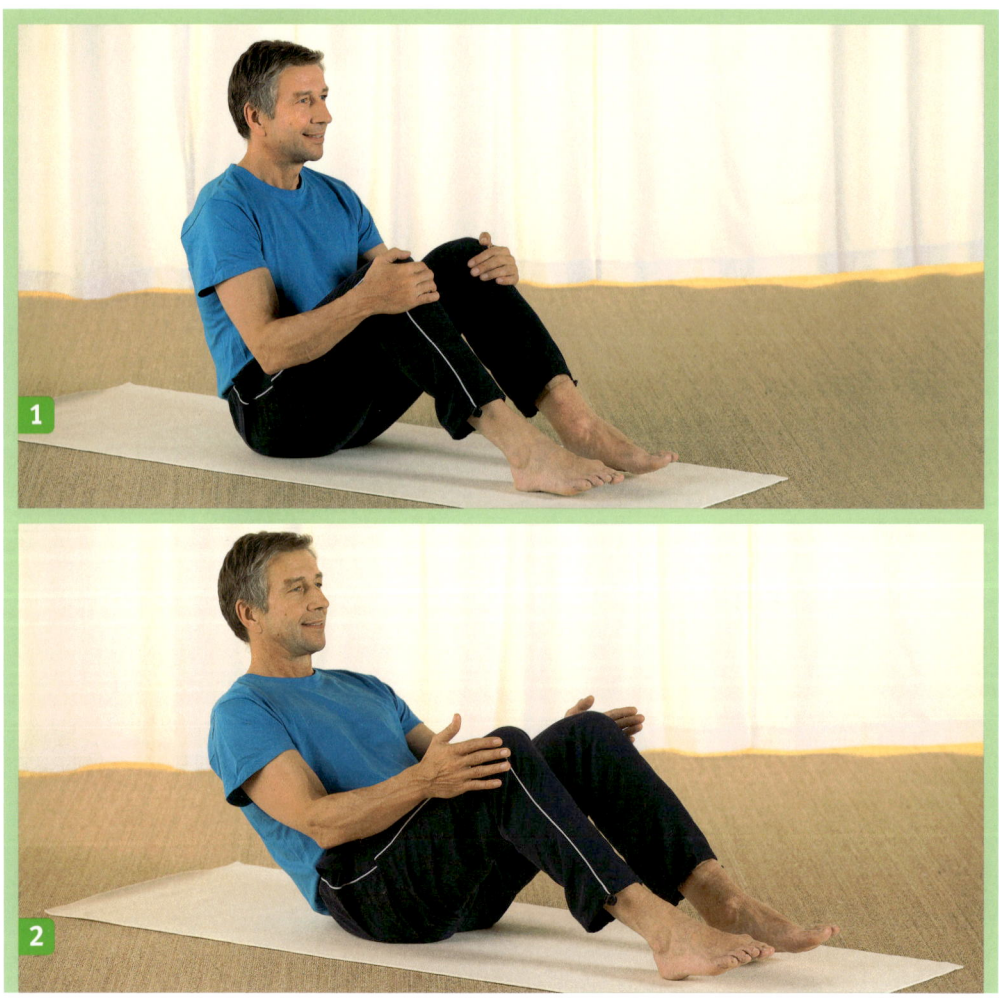

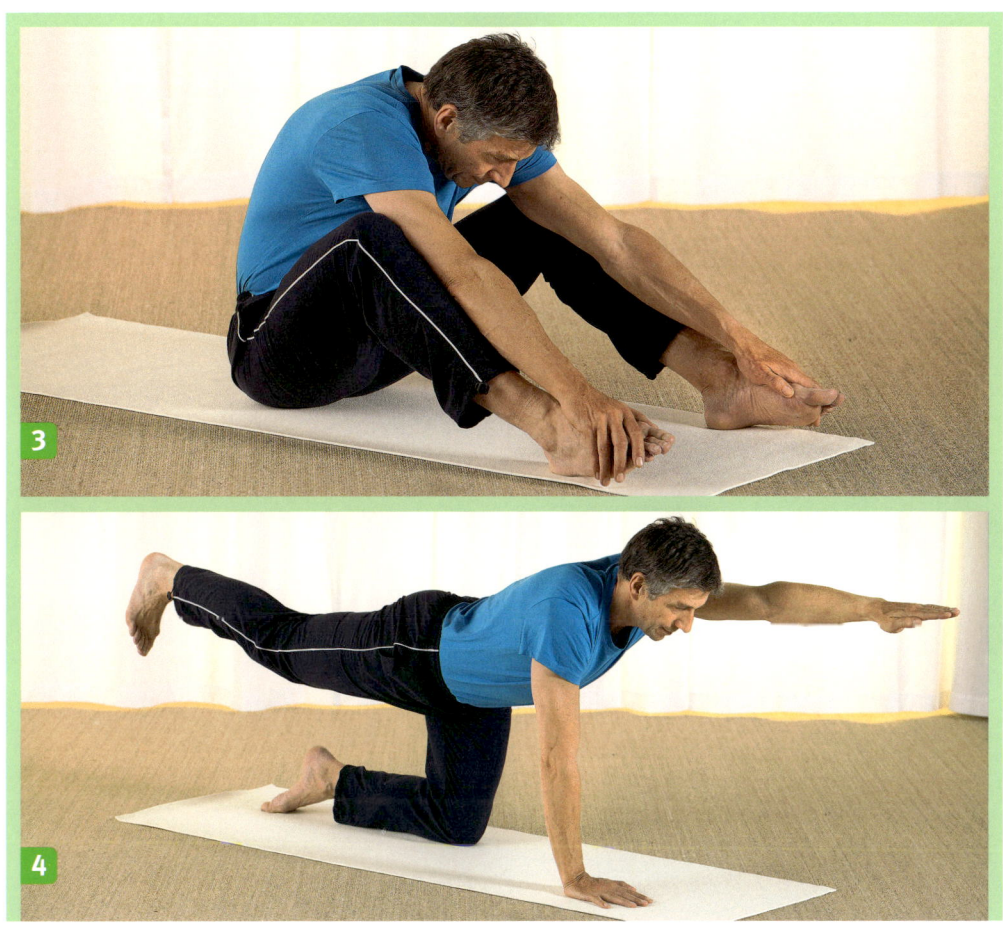

3 Gleich nach der Übung dehnen Sie die unteren Rückenmuskeln: Fassen Sie mit beiden Händen vorn an den Unterschenkel. Den Oberkörper sanft nach vorne ziehen, ca. 10 Sekunden halten und wieder loslassen.

7. Übung – Rücken

4 Knien Sie sich auf Ihre Unterlage und stützen sich mit den Händen auf Schulter-höhe und etwa schulterbreit ab. Nun heben Sie den linken Arm nach vorne und das rechte Bein nach hinten hoch bis zur Waage-rechten (parallel zu Boden).
Strecken Sie dabei den Fuß nicht, sondern ziehen Sie die Fußspitze an. Halten Sie diese Stellung kurz und gehen wieder zurück zur Ausgangsposition.
Nun umgekehrt – rechten Arm und linkes Bein heben.

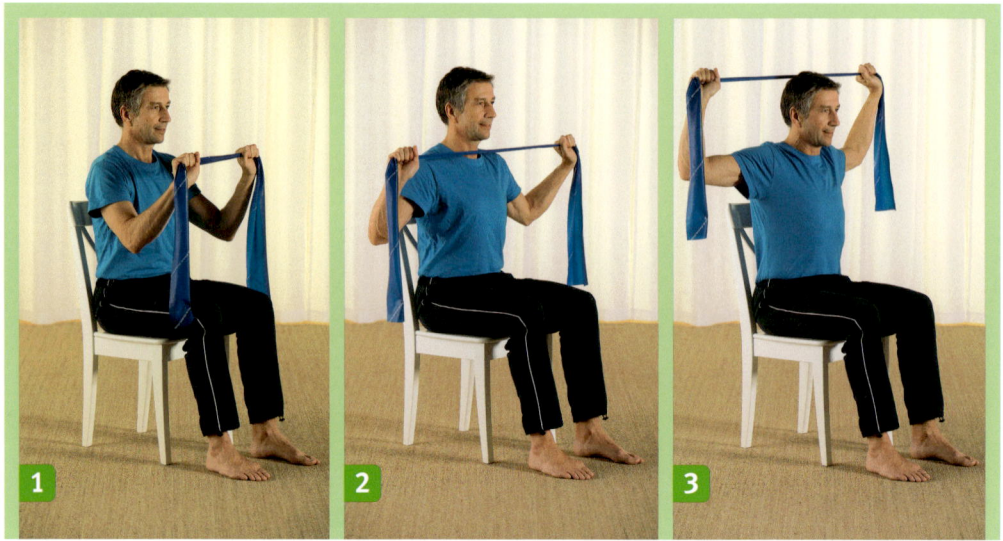

8. Übung – Schulter und oberer Rücken

1 Setzen Sie sich mit Ihrem Trainingsband wieder auf den Stuhl.
Greifen Sie das Band schulterbreit und heben es schulterhoch. Die Arme sind etwa 90° angewinkelt.

2 Nun spannen Sie das Band etwas an. Die Arme werden während der Übung allerdings nie vollständig gestreckt. Führen Sie die Arme nach hinten und ziehen die Schulterblätter kräftig zusammen. Dabei atmen Sie aus! Halten Sie kurz die Spannung und führen die Arme wieder nach vorne.

Variante

3 Die Ausgangsposition ist identisch. Sie halten das Band wieder mit etwas Spannung schulterhoch. Nun führen Sie das Band langsam und mit etwas Spannung über den Kopf nach hinten (bis zum Hinterkopf) und langsam wieder zurück. Halten Sie dabei den Kopf möglichst aufrecht.

9. Übung – Schulter- und Armheber

4 Stellen Sie einen Fuß auf das eine Ende oder, wenn Sie ein 2 Meter langes Trainingsband besitzen, beide Füße auf die Mitte. Die Hände greifen am Ende oder den Enden.

5 Nun werden die Arme von unten nach oben gegen den Widerstand des Bandes bis Schulterhöhe angehoben und wieder nach unten geführt.

10. Übung – Brust und Arme

6 Knien Sie sich auf den Boden und setzten Sie die Hände eine halbe Körperlänge weiter nach vorne auf den Boden. Die Unterschenkel kreuzen und anwinkeln. Oberschenkel und Rumpf bilden eine Linie, die während der gesamten Übung beibehalten wird.

7 Beugen Sie nun beide Arme und senken Sie die ganze Einheit Richtung Boden. Der Beinwinkel wird während der Übung immer beibehalten. Strecken Sie die Arme wieder, um zur Ausgangsposition zu gelangen.

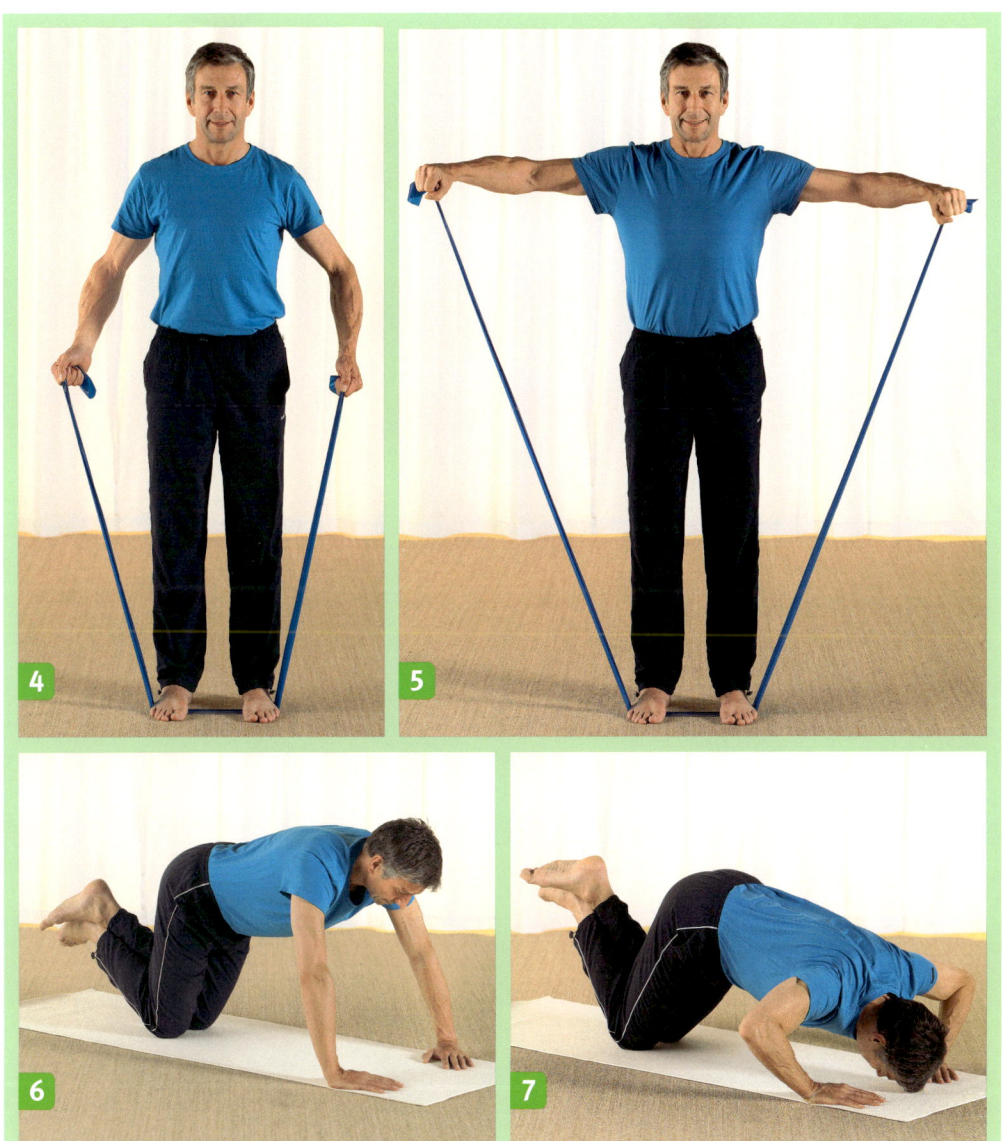

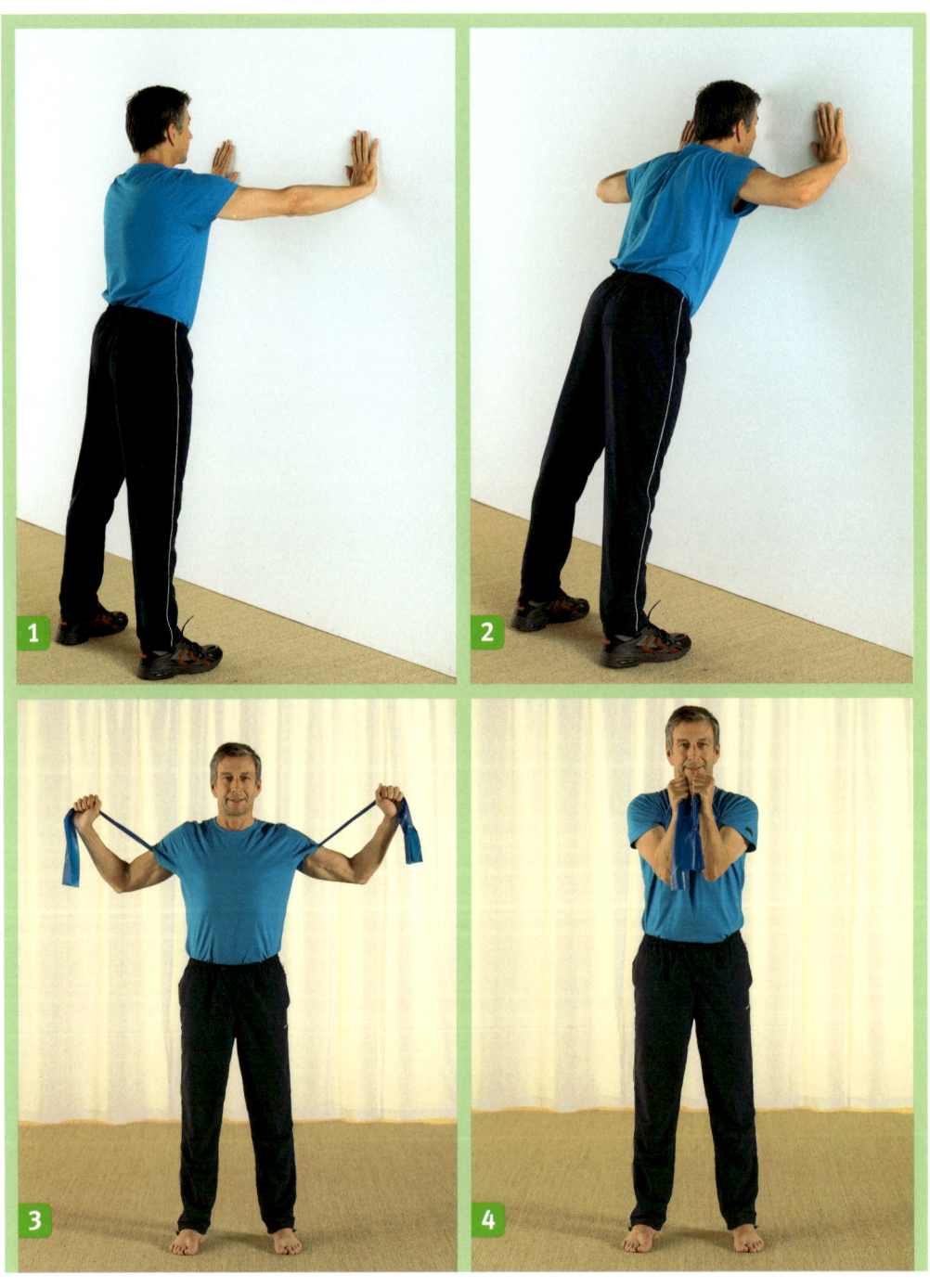

Variante (leichtere und günstigere Körper-position)

1 Stellen Sie sich aufrecht etwa 0,5 bis 1 Meter entfernt frontal zu einer Wand. Setzen Sie beide Hände etwa auf Schulter-höhe und schulterbreit an die Wand.

2 Beugen und strecken Sie nun bei gestrecktem Körper beide Arme. Atmen Sie beim Abdrücken von der Wand aus.

11. Übung – Brust

3 Führen Sie das Thera-Band® auf dem Rücken in Höhe der Schulterblätter unter den Achselhöhlen nach vorn. Halten Sie das Thera-Band® und beugen nun die Ellbogen bis etwa 90°, die Hände zeigen zur Decke.

4 Im hüftbreiten Stand werden nun die gebeugten Arme gegen den Widerstand vor dem Körper aufeinanderzubewegt, bis sich die Unterarme berühren. Dann die Arme wieder nach außen führen.

Haltung und Koordination

Zur Stabilisation der Wirbelsäule und für eine gute Körperhaltung ist eine gut trai-nierte Rumpfmuskulatur entscheidend. Hierzu sind auch statische Kraftübungen geeignet. Der Muskel wird dabei isome-trisch trainiert, d. h. bei Kontraktion nimmt die Spannung zu und wird gehalten, aber die Länge des Muskels bleibt nahezu gleich. Die Übungen werden zwischen 10

und 30 Sekunden gehalten und 2- bis 3-mal wiederholt. Während der Kontraktion ruhig weiteratmen. Durch die aufgeführten Übungsvariationen kann die Intensität in fortgeschrittenem Stadium noch etwas er-höht werden.

1. Übung – Stabilisation der seitlichen Rumpfmuskulatur

1 + **2** Seitenlage – Unterarmstütz, Hüfte so weit vom Boden abheben, bis der Körper eine Gerade bildet. Dabei seitlich auf das Kniegelenk, mit mehr Übung auf den äußeren Rand des unteren Fußes stützen.

Variation
Zusätzlich das obere Bein abspreizen.

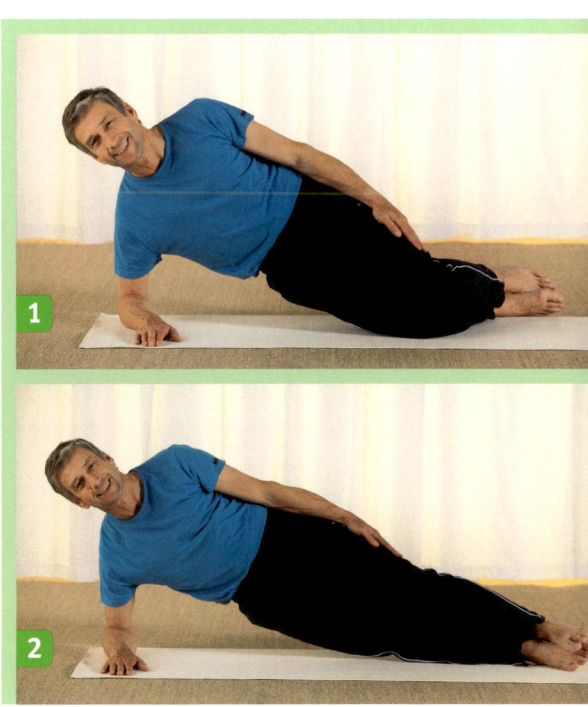

2. Übung – Stabilisation der Hüftstreckmuskulatur

1 Rückenlage, die Beine rechtwinklig anstellen, das Gesäß vom Boden so weit abheben, bis der Körper eine Gerade bildet.

Variation

2 Wechselseitig linkes und rechtes Bein ausstrecken.

3. Übung – Stabilisation der Rückenstrecker

3 Bauchlage, Unterarme aufstützen, Füße auf die Zehen stellen, Becken vom Boden abheben bis zur Körperstreckung.

Variation

Wechselseitig rechtes und linkes Bein einige Zentimeter vom Boden abheben.

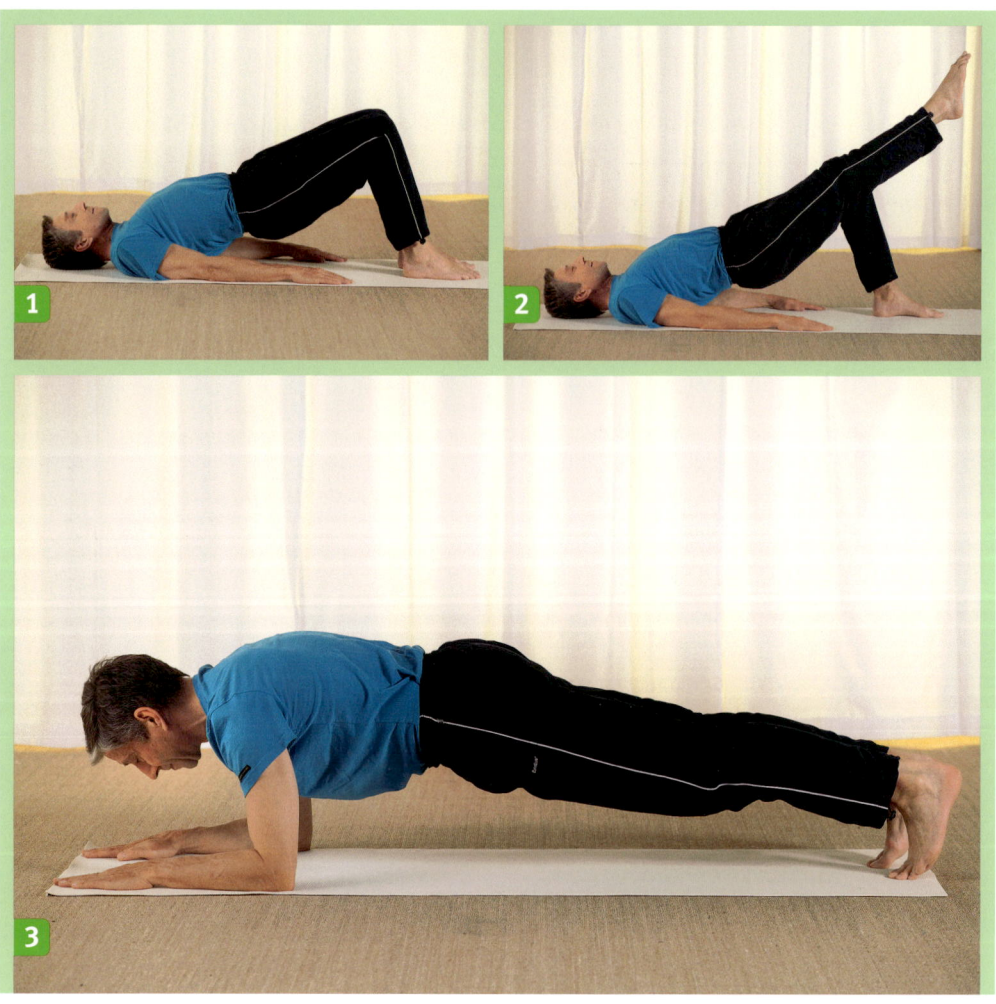

Training mit dem Schwungstab

Gut trainierte koordinative Fähigkeiten ermöglichen ökonomische und sichere Bewegungsabläufe mit geringer Verletzungs- bzw. Unfallgefahr. Oft werden motorische bzw. koordinative Elemente wie beispielsweise Gleichgewichts- und Reaktionsübungen mit einem Stabilisationstraining kombiniert.

Im Folgenden wird ein Trainingsprogramm mit einem elastischen Schwungstab (wird je nach Hersteller z. B. Flexibar oder Propriomed genannt) vorgestellt, mit dem Sie insbesondere Ihre Rumpf-, Schulter- und Armmuskulatur gezielt kräftigen, aber auch Ihre Koordination (vor allem Reaktion und Gleichgewicht) mit nur 5 Übungen verbessern können. Das Trainingsgerät ist im Fachhandel relativ preisgünstig zu erwerben.

Die Muskulatur wird durch das rhythmisch-gleichmäßige Schwingen (mit definierter Frequenz und Amplitude) und den damit verbundenen Ausgleichs- und Haltekräften so stimuliert, dass sich Kraftausdauer und das koordinierte Zusammenspiel der einzelnen Muskelbereiche wirksam verbessern lassen.

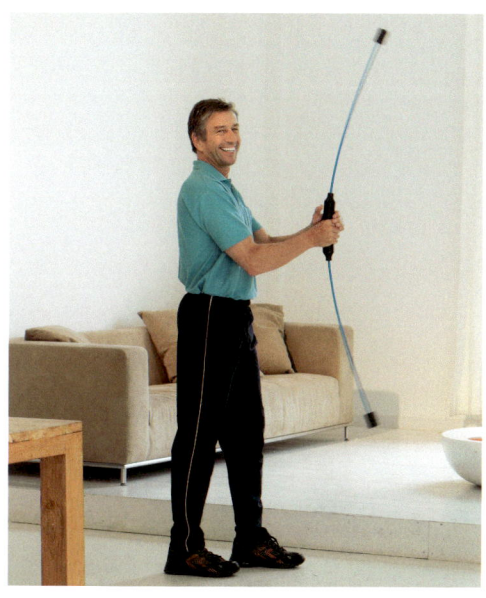

Üben mit dem Schwungstab stärkt die Muskeln und verbessert Ihre Koordination.

Die Technik

Der Stab wird durch eine rasche Bewegung der Hände z. B. nach rechts – links oder oben – unten in Schwingung gebracht und durch kleine Impulse am Umkehrpunkt in entgegengesetzter Richtung des Schwunges in Bewegung gehalten. Die Arme bleiben immer leicht gebeugt. Bei den aufge-führten Übungen soll der Stab jeweils ca. 5–15 Sekunden ununterbrochen in Schwung gehalten werden.

Nach einer ca. 10-sekündigen Erholungs- bzw. Lockerungspause startet die nächste Trainingsphase, die mehrmals (5- bis 10-mal) wiederholt werden sollte.

Unser Rat

Wählen Sie die Frequenz, bei der Sie den Stab am einfachsten in Schwingung halten können. Als optimale Schwungamplitude werden 30–50 cm empfohlen.

1. Übung – Obere Rücken- und Brustmuskulatur

1 Schulterbreiter fester Stand mit leicht gebeugten Beinen, den Stab in Brusthöhe vor dem Körper halten, den Griff von oben fassen, vor und zurück schwingen.

2. Übung – Untere Rücken- und Brustmuskulatur

2 Breiter tiefer Stand, Fußspitzen/Knie ca. 45° nach außen gedreht, Oberkörper etwas vorgeneigt, Rücken gerade. Lassen Sie den Stab vor der Brust abwechselnd hoch und wieder tief schwingen.

3. Übung – Schulter- und Brustmuskulatur

3 Stehen Sie leicht gegrätscht im überschulterbreiten Stand.
Stab mit beiden Händen senkrecht vor dem Körper greifen und vor der Brust nach links und rechts schwingen.

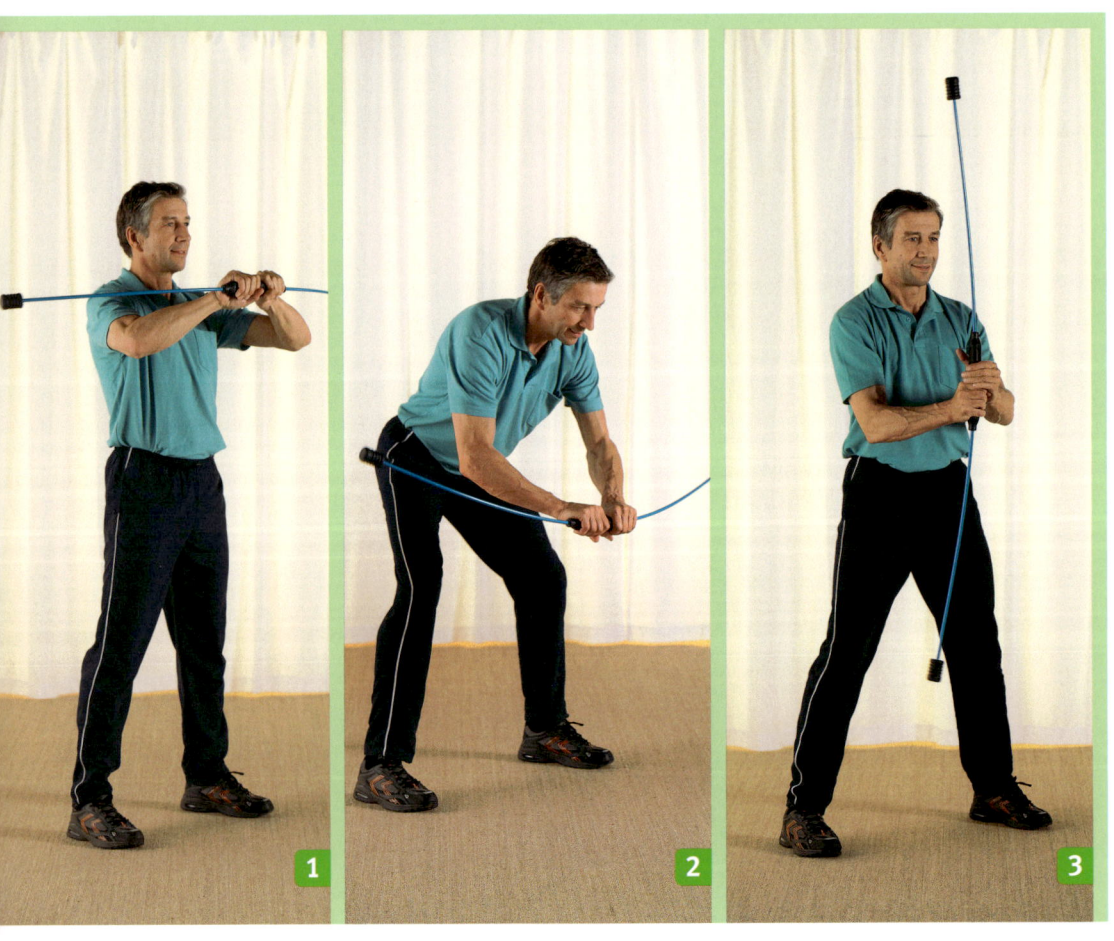

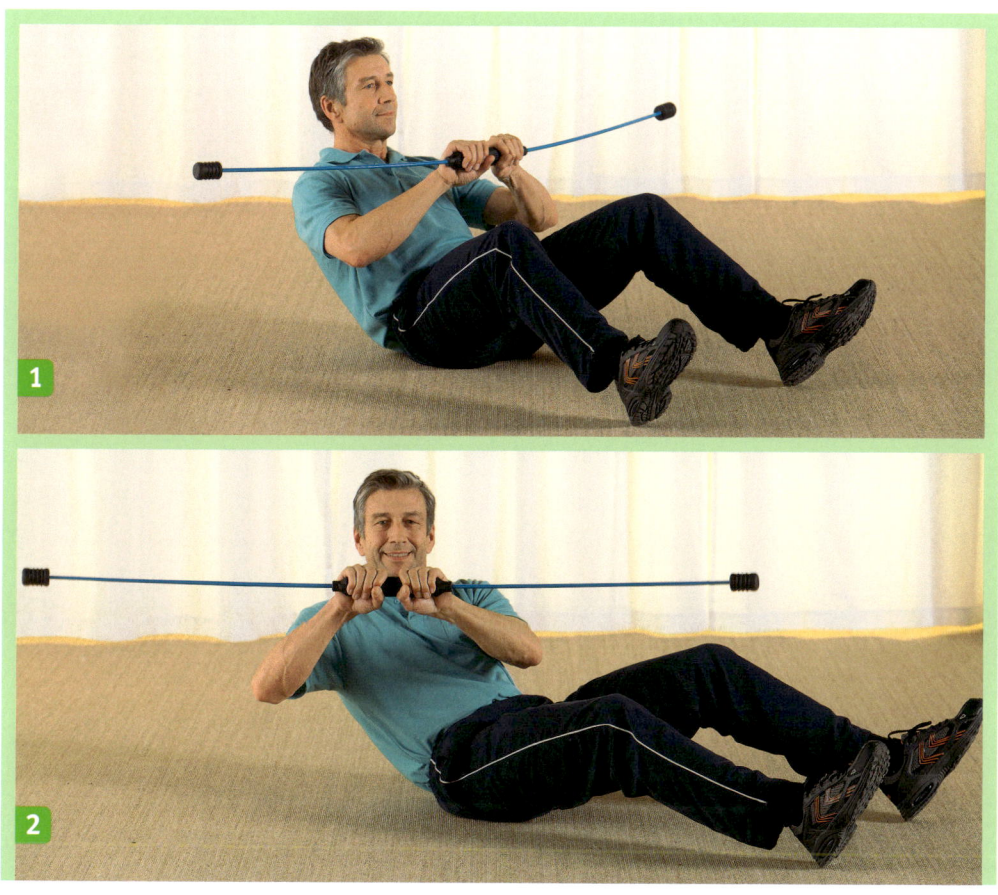

4. Übung – Bauchmuskulatur

1 Schrägsitz, Beine leicht gegrätscht, Fersen drücken auf den Boden; Stab parallel zum Oberschenkel vor und zurück schwingen.

5. Übung – Schräge Bauchmuskulatur/seitlicher Rumpf

2 Position und Ausführung wie oben, Oberkörper wird abwechselnd vor jeder Trainingsphase etwas nach links bzw. rechts gedreht.

Trainieren mit dem Therapiekreisel

Um Reaktion und Gleichgewichtsfähigkeit zu fördern, können auch sogenannte Wackelbretter oder Therapiekreisel eingesetzt werden, die nahezu alle Muskelgruppen zur Gleichgewichtsregulation beanspruchen. Die Unterschenkelmuskulatur wird dabei besonders intensiv trainiert und stabilisiert. Auch dieses Sportgerät ist im Fachhandel recht günstig zu erwerben.

Immer schön Balance halten

Als Vorübung sollten Sie jeweils nur einen Fuß in die Mitte des Kreisels stellen und durch Kippbewegungen die Bewegungsmöglichkeiten des Gerätes erproben. Falls Sie sich dabei unsicher fühlen, können Sie die Übung auch aus sitzender Position ausführen.

Führen Sie die Übungen jeweils ca. 10–30 Sekunden langsam und kontrolliert aus. Falls Sie aus dem Gleichgewicht geraten, setzten Sie rasch einen Fuß auf den Boden auf bzw. stützen sich an einer Wand oder beim Partner ab. Meist können Sie schon nach kurzer Übungsphase frei stehen.

1. Übung – Aufsteigen und Balancieren

Anfangs sollte man sich beim Aufsteigen an einer Wand abstützen oder von einem Partner »sichern« lassen.

1 Stellen Sie beispielsweise zunächst den linken Fuß etwas seitlich des Mittelpunktes auf den Kreisel. Verlagern Sie Ihren Oberkörper etwas nach vorne, strecken zur Unterstützung die Arme seitlich aus. Drücken Sie sich mit dem rechten Fuß vom Boden ab und stellen ihn direkt neben den linken Fuß, sodass beide genau im gleichen Abstand zum Mittelpunkt stehen.

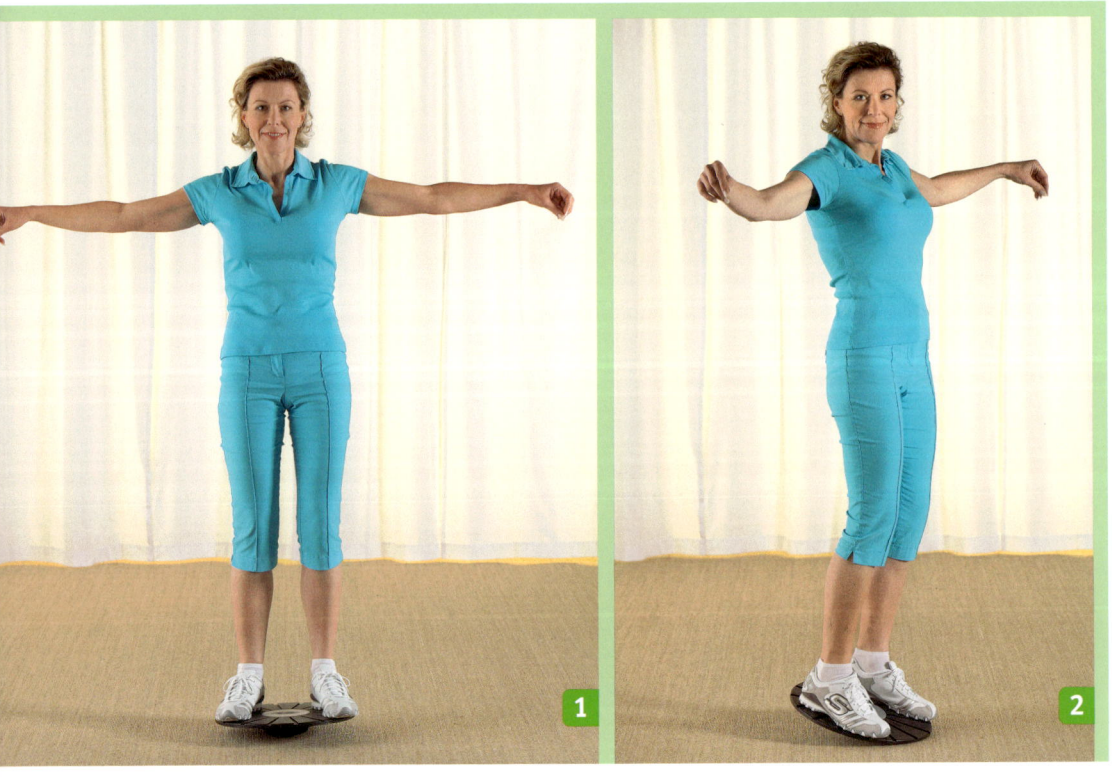

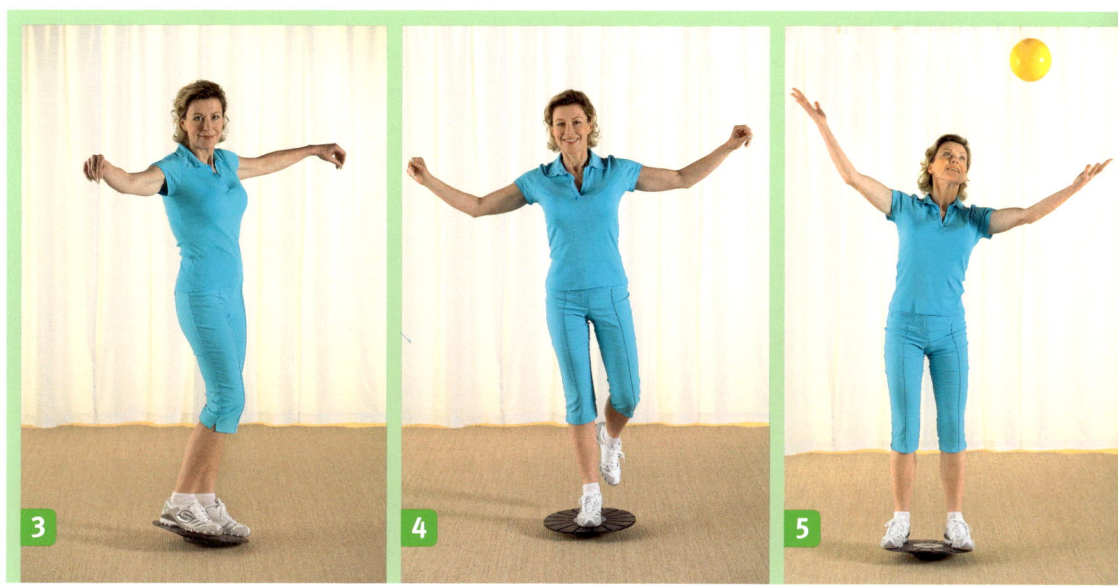

Wichtig!

Wiederholen Sie diese Übungen einige Male. Erst wenn Sie sich dabei sicher fühlen, können die folgenden intensivierenden Übungen bzw. Varianten in Angriff genommen werden. Und nicht vergessen: Wird Ihr Stand zu wackelig, rasch einen Fuß auf den festen Boden neben dem Kreisel setzen!

2. Übung – Wippen

2 Versuchen Sie aus sicherem ruhigem Stand mit seitlich ausgestreckten Armen vorsichtig nach vorne und hinten bzw. links und rechts zu wippen.

3. Übung – Rotation

3 Drehen Sie langsam und kontrolliert den Kreisel mit den Füßen nach links und rechts bei unveränderter frontalgerichteter Oberkörperposition.

4. Übung – Einbeinstand

4 Heben Sie einen Fuß langsam an und positionieren Sie den »Standfuß« gleichzeitig in der Mitte des Gerätes.

Variante

Bewegen bzw. schwingen Sie das angehobene Bein leicht vor und zurück bzw. nach links und rechts.

5. Übung – Jonglieren

5 Werfen Sie einen Ball von der einen in die andere Hand bzw. prellen Sie den Ball abwechselnd mit der linken und rechten Hand auf den Boden.

Variante

Kombination von Übung 3 und 4 – heben Sie während des Jonglierens einen Fuß leicht an.

Gleichgewichts- und Reaktionsübungen

Falls Sie sich für dieses Trainingsprogramm noch nicht sicher genug fühlen, eignen sich auch die folgenden Gleichgewichts- und Reaktionsübungen, um Ihre Bewegungssicherheit deutlich zu verbessern.

Übung 1 – Einbeinstand

Stützen Sie sich seitlich mit der Hand an einer Wand o. Ä. ab und heben einen Fuß vom Boden ab.

1 Lösen Sie nun die Hand von der Wand und versuchen Sie ca. 30 Sekunden auf einem Bein zu stehen. Falls Sie aus dem Gleichgewicht geraten, stellen Sie rasch den angehobenen Fuß auf den Boden bzw. stützen Sie sich wieder an der Wand ab.

Übung 2 – Balancieren

2 Gehen Sie mit ganz kleinen Schritten und ausgestreckten Armen, wie ein Seiltänzer, auf dem Rand eines Teppichs bzw. einer Turnmatte oder längs über ein auf dem Bodes ausgelegtes Sprungseil.
Nur ein 1/2–3/4 Fuß ist auf dem Teppich bzw. auf der Matte.
Wenn Sie sich sicher fühlen, versuchen Sie die Übung zu steigern, indem Sie rückwärts gehen.

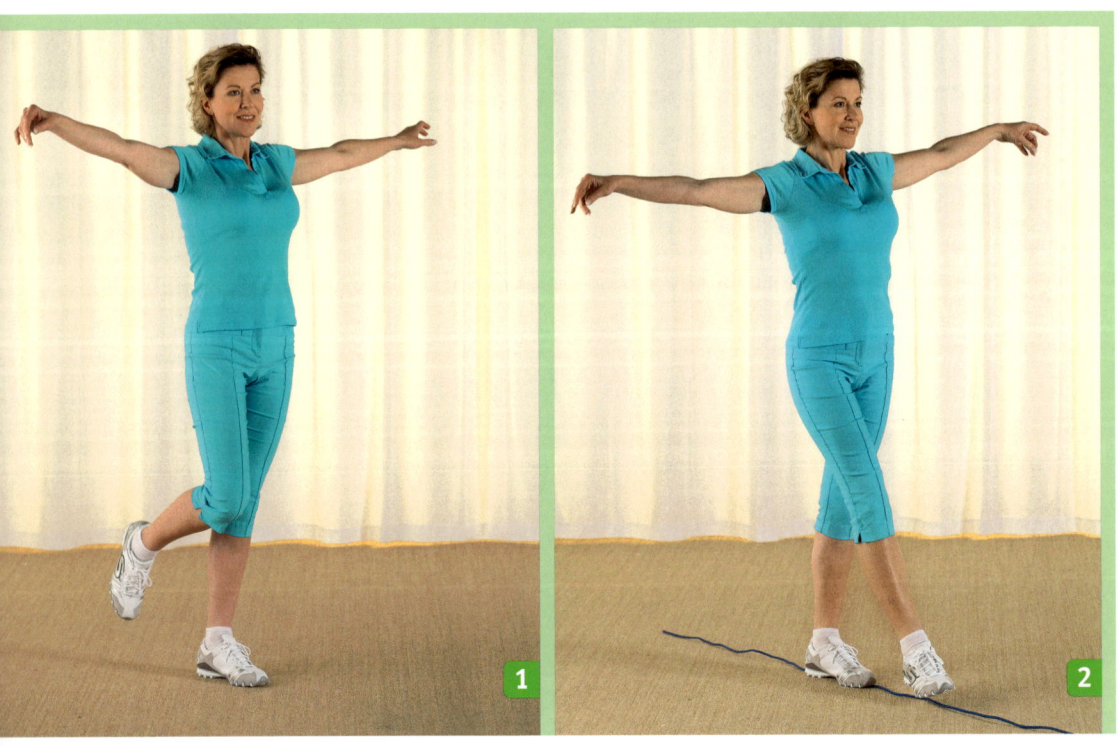

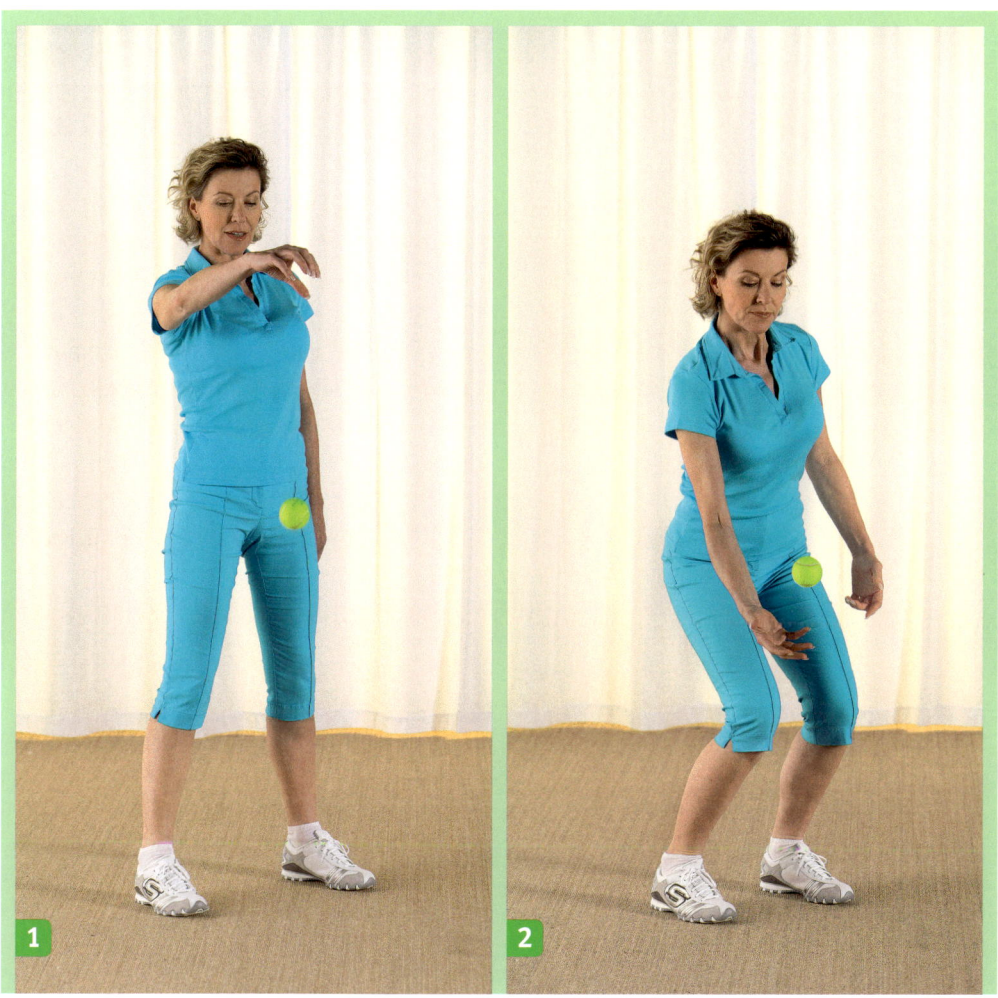

Übung 3 – Reaktion und Geschicklichkeit

Werfen Sie ca. 10-mal einen Tennis- oder Softball etwas über Kopfhöhe nach oben und fangen ihn wieder (abwechselnd mit der linken und rechten Hand).

1 Lassen Sie nun den Ball erst einmal auf den Boden abspringen und fangen ihn danach (wieder ca. 10-mal; abwechselnd mit der rechten und linken Hand).

2 Jetzt halten Sie den Ball in Schulterhöhe, öffnen die Hand und lassen den Ball fallen. Fangen Sie ihn nun rasch, bevor er den Boden berührt. Auch diese Übung sollten Sie gleichermaßen mit der linken und rechten Seite versuchen.

107

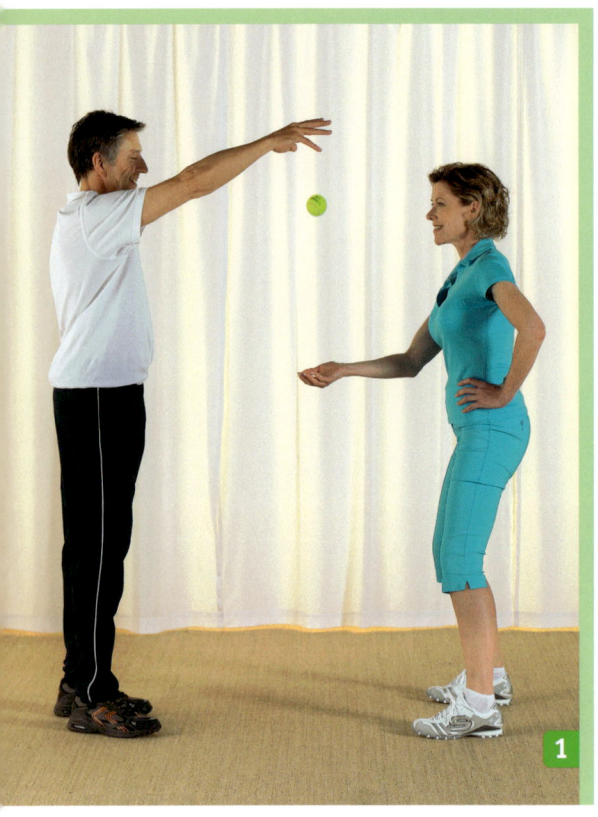

ben Sie wieder los und wiederholen das Ganze.

Bei diesem stabilisierenden und koordinationsfördernden Trainingsprogramm wurden zur Bewältigung alltäglicher Situationen und zur Vorbeugung orthopädischer Beschwerden zentrale Muskelbereiche berücksichtigt. Sie können jederzeit Ihr Programm durch Übungen, die nach den vorne genannten Kriterien ausgewählt wurden, erweitern. Ziehen Sie im Zweifelsfall einen Fachmann zu Rate.

Körpersensibilisierung

Neben einer gut trainierten »Karosserie« ist die Wahrnehmung und Lokalisation von muskulären An- bzw. Verspannungen die Grundlage einer guten Körperhaltung. So führt beispielsweise eine ungünstige Oberkörperhaltung neben orthopädischer Beschwerden meist zu einer flachen unökonomischen Atmung. Wenn Sie dieses einfache und kurze Übungsprogramm mehrmals täglich wiederholen, wird sich schon bald eine korrekte angenehme Körperhaltung einstellen, die sich positiv auf Ihre Atmung, aber auch günstig auf Rückenbeschwerden auswirkt.

Anfangs werden die Übungen und die korrigierte Haltung Konzentration und Anstrengung erfordern, da Ihre Muskeln erst gedehnt und gekräftigt werden müssen.

Nach ein paar Wochen wird es Ihnen allerdings angenehm leicht fallen, »aufrecht« durchs Leben zu gehen.

1 Mithilfe eines Partners können Sie Ihr Reaktionsvermögen noch mehr fordern, indem er den Ball fallen lässt. Nun müssen Sie noch spontaner reagieren, damit der Ball nicht auf den Boden fällt.

Übung 4

Mit Ihrem Partner können Sie auch die folgende Übung ausprobieren:

Traben Sie locker im Raum bzw. im Freien mit oder um Ihren Partner herum. Auf ein akustisches Signal, z. B. »in die Hände klatschen«, bleiben Sie sofort »wie angewurzelt« stehen. Nach kurzer »Standzeit« tra-

Übung 1 – Oberkörper aufrichten

1 + **2**   Stellen Sie sich am besten seitlich vor einen großen Spiegel.
Beobachten Sie nun Ihren Oberkörper bzw.
Ihre Schulterpartie.
Ziehen Sie nun zunächst die Schultern weit
nach vorne, kurz halten. Danach Schultern
ganz nach hinten ziehen, ebenfalls kurz halten und auslockern. Achten Sie dabei darauf, die Rückenwirbelsäule gerade zu halten und kein Hohlkreuz zu machen.

Unser Rat

Falls Ihnen diese Übungen im Stand
zu schwer fallen, versuchen Sie das
Programm in sitzender Position durchzuführen, z. B. auf einem Hocker oder
Stuhl, die Rückenlehne nach vorne
gedreht.

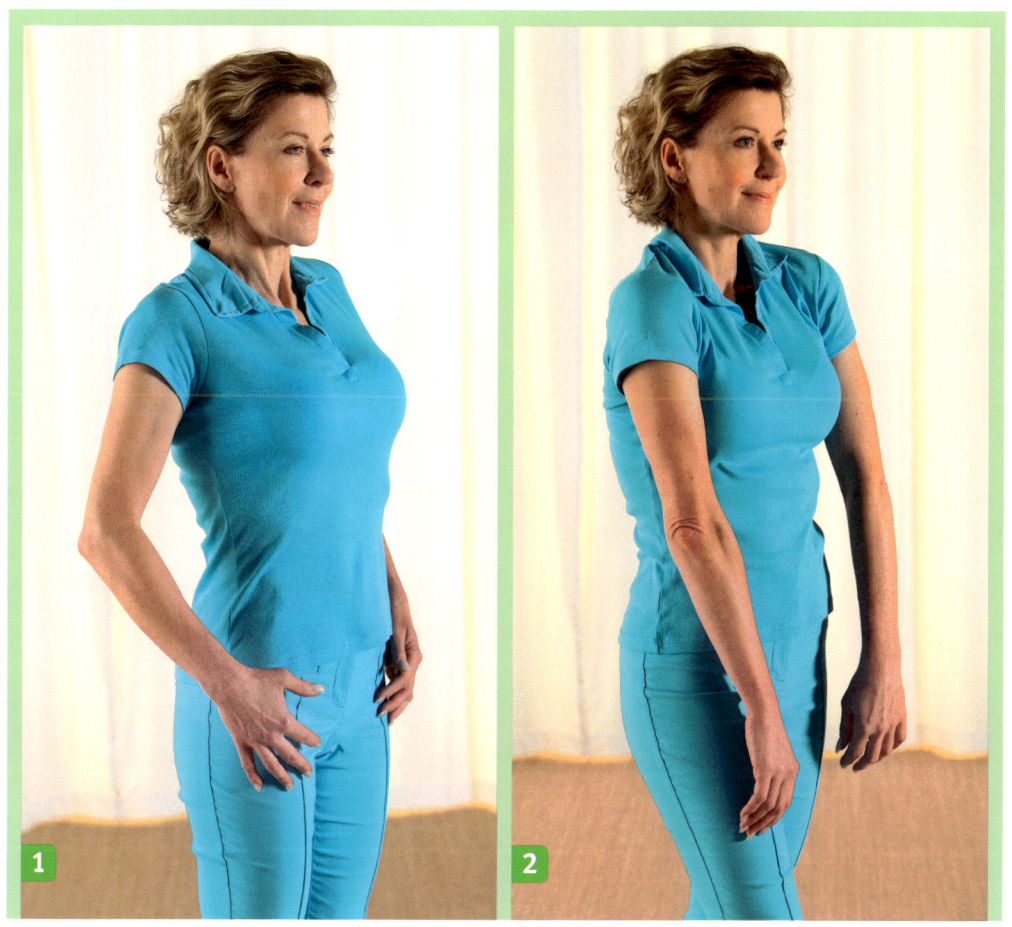

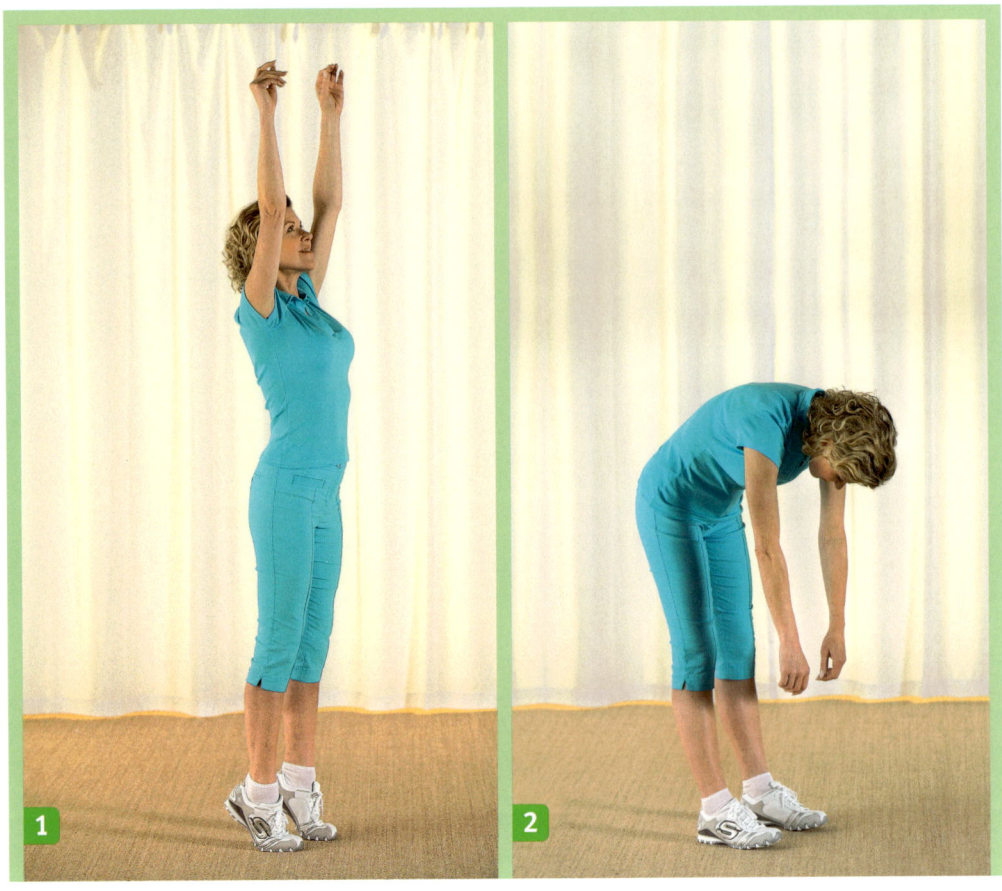

Übung 2 – Körperstreckung

1 Strecken Sie nun beide Arme nach oben und gehen Sie dabei auf die Zehenspitzen. Machen Sie sich so groß wie möglich.

2 Lassen Sie die Arme und Schultern ganz locker hängen. Den Kopf etwas nach vorne nehmen und den oberen Rücken rund machen.
Nun beobachten Sie sich wieder genau im Spiegel. Wiederholen Sie zunächst die erste Übung.

Ziehen Sie die Schultern weit nach vorne und nach hinten – danach versuchen Sie eine mittlere aufrechte Position zu finden. Nun verfeinern Sie Ihre Haltung mit Elementen der zweiten Übung. Die Arme bleiben locker hängen und die Füße stehen fest auf dem Boden. Richten Sie den Oberkörper langsam so weit auf (ca. 3–5 cm sind durchaus möglich), bis Sie gerade stehen. Atmen Sie in dieser Position tief ein und aus – genießen Sie dabei den befreiten Atemfluss.

Aktiv im Alltag

Neben dem sportlichen Training bietet auch der Alltag Chancen, kleine Trainingsreize einzubauen, die ebenfalls den Kalorienverbrauch steigern, durch Inaktivität bedingten muskulären Beschwerden vorbeugen – die aber auch nicht zuletzt Ihre Stimmungslage verbessern können.

während längerer Sitzphasen muskuläre Verspannungen bzw. orthopädische Beschwerden.

Die folgenden Übungen sind ebenfalls am Arbeitsplatz möglich.

Sie benötigen dazu einen Stuhl mit sicherem Stand.

Bleiben Sie auf Trab!

Die folgenden Tipps bzw. Beispiele sollen Ihnen helfen, den Alltag möglichst bewegt zu gestalten:

- Gehen Sie so viel wie möglich zu Fuß (z. B. Walking zur Arbeit oder in der Mittagspause) – nutzen Sie dabei Treppen und vermeiden Sie den Fahrstuhl oder die Rolltreppe.
- Nutzen Sie für manche Wege das Fahrrad anstatt gewohnheitsmäßig ins Auto zu steigen. Sie »tanken« sich dadurch auf und sparen gleichzeitig »Sprit«.
- Wenn Sie bei Ihrer Arbeit viel sitzen, verändern Sie häufig die Sitzposition und aktivieren Sie gelegentlich Ihren Kreislauf, indem Sie die Füße im Wechsel anziehen und strecken (wie beim Gasgeben und Kuppeln im Auto) oder nach links und rechts bewegen (wie eine Scheibenwischer-Bewegung beim Auto).
- Sitzen Sie nicht zu lange ohne Unterbrechung.

Zusätzliche kleine Kräftigungs- bzw. Mobilisationsübungen vermeiden insbesondere

1 Aktiviert die Muskelpumpe: die Füße abwechselnd anziehen und strecken.

2 + **3** Lockert die Gelenke: Im Sitzen die Füße nach innen und außen drehen. Sie können die Bewegung gegengleich (s. Abb.) oder parallel, wie ein Scheibenwischer, ausführen.

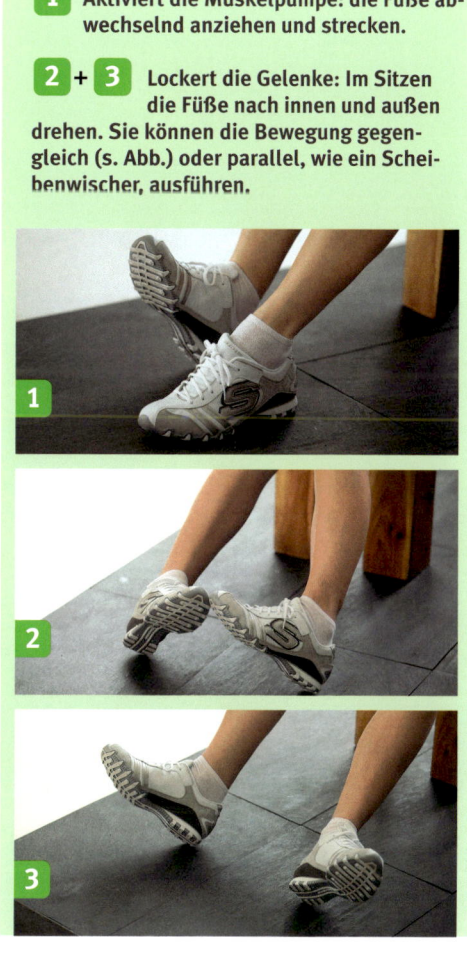

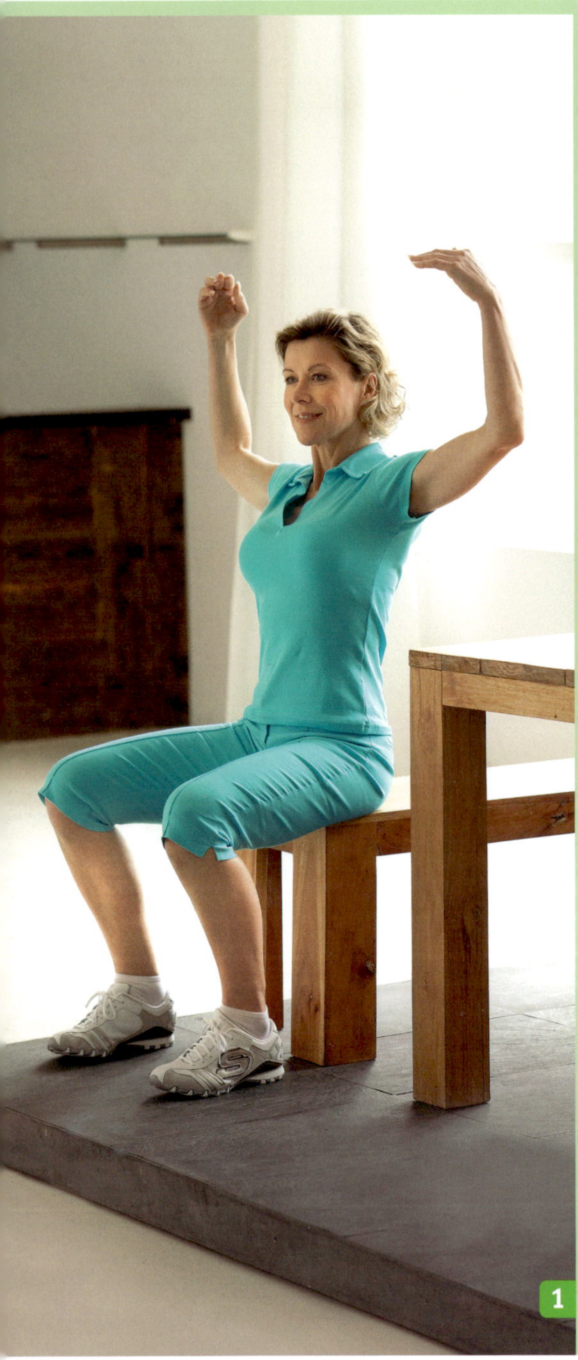

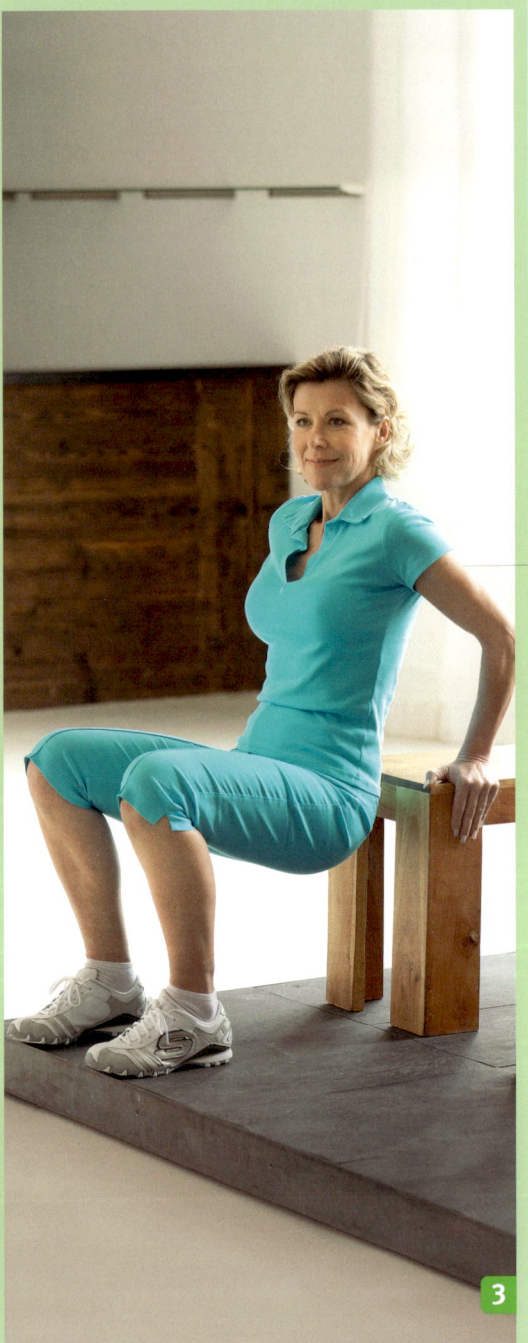

Übung 1

1 Heben Sie die Arme seitlich hoch und beugen sie im Ellbogengelenk (90 Grad), sodass die Hände nach oben zeigen. Bewegen Sie nun die Unterarme nach hinten und ziehen Sie die Schulterblätter zusammen. Halten Sie die Spannung ca. 10 Sekunden, dann lassen Sie die Arme locker hängen und schütteln sie aus.
Durch diese Übung kräftigen Sie den oberen Rücken- und die Schultermuskulatur und dehnen gleichzeitig die Brustmuskeln.

Übung 2

2 Stützen Sie sich bei dieser Übung rücklings in freier Sitzhaltung am äußersten Rand eines Stuhles ab, sodass das Gesäß den Stuhl nicht mehr berührt. Der Winkel in Hüft- und Kniegelenk sollte etwa 90 ° betragen. Die Arme sind in der Ausgangsposition gestreckt. Beugen Sie nun die Arme und senken Sie dabei das Gesäß Richtung Boden und drücken Sie sich anschließend wieder hoch.
Wiederholen Sie die Übung einige Male, wenn es möglich ist.

Diese Übung kräftigt die Schulter- und Arm(streck-)muskulatur.

Übung 3

3 Um den Rücken zu mobilisieren und zu entspannen, beugen Sie den Oberkörper vor und lassen die Arme locker hängen. Halten Sie die Position etwa 5–10 Sekunden. Atmen Sie mit geöffnetem Mund langsam tief ein und aus.

Unser Rat

Bei Schwindelanfälligkeit bzw. Blutdrucklabilität sollten Sie bei Übungen, bei denen Sie sich vorbeugen, den Kopf nicht tiefer als den Oberkörper positionieren. Richten Sie sich langsam wieder auf!

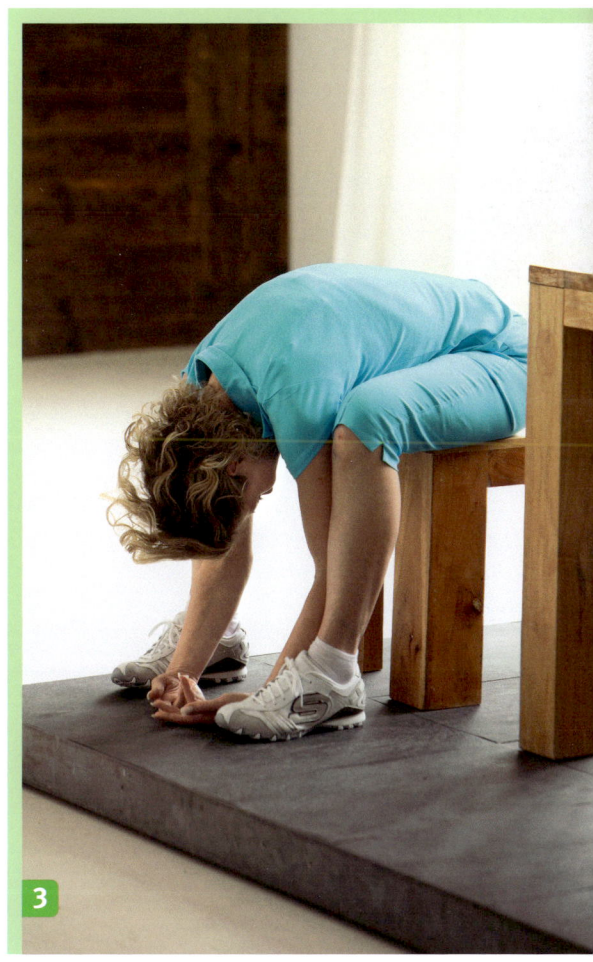

Protokollierung der Trainingseinheiten

Um laufend einen guten Überblick zu behalten und die Ziele systematisch anzugehen, aber auch aus Motivationsgründen hat sich in der Praxis eine einfache und schnelle Trainingsaufzeichnung sehr gut bewährt.

Der 4-Wochen-Plan

Als Vorlage dient ein 4-Wochen-Plan (siehe gegenüberliegende Seite):

- 1. bzw. 2. Spalte: Kalenderwoche und Datum

Monatsumfang auf Sportart bezogen	
Sportart	Monatsumfang (km/h)

- 3. Spalte: z. B. 30 km Radfahren oder z. B. 8 km Dauerlauf
- 4. Spalte: z. B. 60 (min)

Optional können die Spalten 5 bis 8 ausgefüllt werden.

- 5. Spalte: ggf. Durchschnittspuls, Kilometerschnitt
- 6. bzw. 7. Spalte: Befinden vor bzw. nach dem Training (z. B.: 2/1)
- 8. Spalte: Anstrengungsgrad (Borg-Skala) von 7 (sehr sehr leicht) bis 20 (sehr sehr schwer)
- 9. bzw. 10. Spalte: Bewegungspunkte der Trainingseinheit (siehe unten angefügte Tabelle), Summe der Wochenpunkte (siehe Seite 50)

Bei Bedarf kann in einer kleinen Tabelle (wie links dargestellt) der Trainingsumfang der jeweiligen Sportart durch Addition der Inhalte aus den Spalten 3 und 4 aufgeschlüsselt werden.

Bewegungspunkte für Trainingseinheiten und Alltagsaktivität

Bewegungspunkte	1 Punkt	2 Punkte	3 Punkte	4 Punkte
Walking	20 min	40 min	60 min	80 min
Jogging	15 min	30 min	45 min	60 min
Radfahren	30 min	60 min	90 min	120 min
Schwimmen	20 min	40 min	60 min	80 min
Gymnastische Übungen	45 min	90 min		
Alltagsaktivität (z. B. »zu Fuß gehen«, Gartenarbeit)	60 min	120 min		

TRAININGSPLAN

Name ___ Monat ___ Jahr ___

KW	Datum	Trainingsinhalte und körperliche Aktivitäten	Dauer (min)	Intensität (Puls/km/h)	Befinden ☺=1 ☺=2 ☹=3	Anstrengungsgrad (Borg)	Bewegungspunkte

Borg-Skala (6–20)

6
7 sehr sehr leicht
8
9 sehr leicht
10
11 recht leicht
12
13 etwas schwer
14
15 schwer
16
17 sehr schwer
18
19 sehr sehr schwer
20

Wochen-Punkte ☐

Wochen-Punkte ☐

Wochen-Punkte ☐

Wochen-Punkte ☐

Monats-Punkte ☐

115

»Fahrplan« für sportliche Einsteiger

Station

Zeitpunkt	Inhalte	Hinweise	s. Textseiten
»Warm-up«	Selbsttest Herz-Gefäß-Alter		15–21
Erste Tage	Test: Herz-Kreislauf-Risiko		41
	evtl. ärztlicher Vorsorge-Check	ggf. Ernährungsempfehlungen	38, 42–48
	Theorie: Dosierung, Steuerung	beachten; Gewichtsreduktion	34–37
	Trainingsdosierung für Einsteiger		49–52
	Ausrüstung		71, 74, 78
Praxiseinstieg*	Eingewöhnungsphase Training	Ausrüstung, ggf. Pulsmessgerät	60, 67
Woche 1 bis etwa 6	Beginn am besten mit Walking/ Nordic-Walking oder Radfahren	Trainingsumfang Trainingsintensität Technik	64–70 75–77
ca. Woche 3	(Nordic-)Walking-Test	Falls gesund und beschwerdefrei. Ansonsten und bei Alter über 35 Jahre vorher ärztlicher Vorsorge-Check	66, 67
Praxisalltag ab Woche 7 ca. Woche 10	Aufbauphase Training Protokollierung Submaximaltest	Falls gesund und beschwerdefrei. Ansonsten und bei Alter über 35 Jahre vorher ärztlicher Vorsorge-Check	114, 115 53, 54
ab ca. 12. Woche abhängig vom Leistungsanspruch	Trainingssystematik und -steuerung		54, 55

*Hinweis:

- Von Beginn an parallel zum Herz-Kreislauf-Training auch Übungen zum »Mobilisieren/Dehnen« (Seite 86), »Kräftigen/Stabilisieren« (Seite 90), »Haltung/Koordination« (Seite 99) und »Körpersensibilisierung« (Seite 108)
- Außerdem Tipps »Aktiv im Alltag« umsetzen (Seite 111)

Stichwortverzeichnis

Über die Autoren

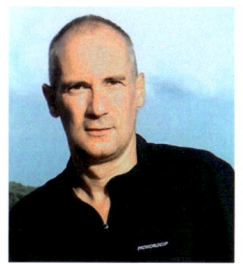

Dr. med. Lothar Schwarz ist Facharzt für Allgemeinmedizin und arbeitet als Sportmediziner am renommierten Institut für Sport- und Präventivmedizin der Universität des Saarlandes, zudem ist er Betriebsarzt der Universität Saarbrücken. Seine berufliche Tätigkeit umfasst das weite Spektrum vom Herzpatienten bis zum Hochleistungssportler. Unter anderem ist er seit vielen Jahren als Mannschaftsarzt des Deutschen Triathlon-Nationalteams bei Trainingslagern und Wettkämpfen wie Welt- und Europameisterschaften sowie Olympischen Spielen im Einsatz und betreut Weltmeister und Olympiasieger.

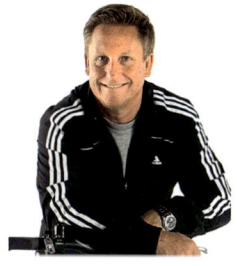

Dr. phil. Markus Schwarz ist Sportwissenschaftler, -pädagoge und Sporttherapeut und arbeitet als Ausbildungsleiter und Dozent am Sportwissenschaftlichen Institut der Universität des Saarlandes. Zudem leitet er seit vielen Jahren am Institut für Sport- und Präventivmedizin die Sport- und Bewegungstherapie im Bereich der kardialen Prävention und Rehabilitation. Er ist außerdem in verschiedenen Verbänden und Institutionen des Sports als Lehrkraft und Fachberater tätig.

Bibliografische Information der Deutschen Nationalbibliothek

Die Deutsche Nationalbibliothek verzeichnet diese Publikation in der Deutschen Nationalbibliografie; detaillierte bibliografische Daten sind im Internet über http://dnb.d-nb.de abrufbar.

BLV Buchverlag GmbH & Co. KG
80797 München

© 2010 BLV Buchverlag GmbH & Co. KG, München

Umschlagfotos:
Vorderseite: jump fotoagentur/Martina Sandkühler
Rückseite: Ulli Seer
Lektorat: Maritta Kremmler, Dr. Marion Ónodi
Herstellung: Angelika Tröger
Layout und Satz: Uhl + Massopust, Aalen

Bildnachweis
Alle Fotos von Ulli Seer außer:

a1pix/Jacques Alexandre: 14, 22; a1pix/Stefan Herbke: 56/57; a1pix/Axel Leschinski: 8/9, 49; a1pix/Phanie: 47; a1pix/Karl Thomas: 63; Hahn Michael: 81, 82; iofoto-Fotolia.com: 16; Jacques Alexandre/vario images: 31; Kzenon-Fotolia.com: 59; Mauritius Images/Ernst Grasser: 2/3; Michels Nadine: 51; moodboard-Fotolia.com: 10, 84; Omron Medizintechnik: 60; Powerslide.de: 83; Sandkühler Martina/jump Fotoagentur: 54; Schwarz Lothar: 119 o.; Tilly Patrizia-Fotolia.com: 7; Visionär-Fotolia.com: 42

Gedruckt auf chlorfrei gebleichtem Papier

Printed in Germany
ISBN 978-3-8354-0735-0

Hinweis
Das vorliegende Buch wurde sorgfältig erarbeitet. Dennoch erfolgen alle Angaben ohne Gewähr. Weder Autoren noch Verlag können für eventuelle Nachteile oder Schäden, die aus den im Buch vorgestellten Informationen resultieren, eine Haftung übernehmen.

Denkbar einfach: geistreiche Fitnessübungen

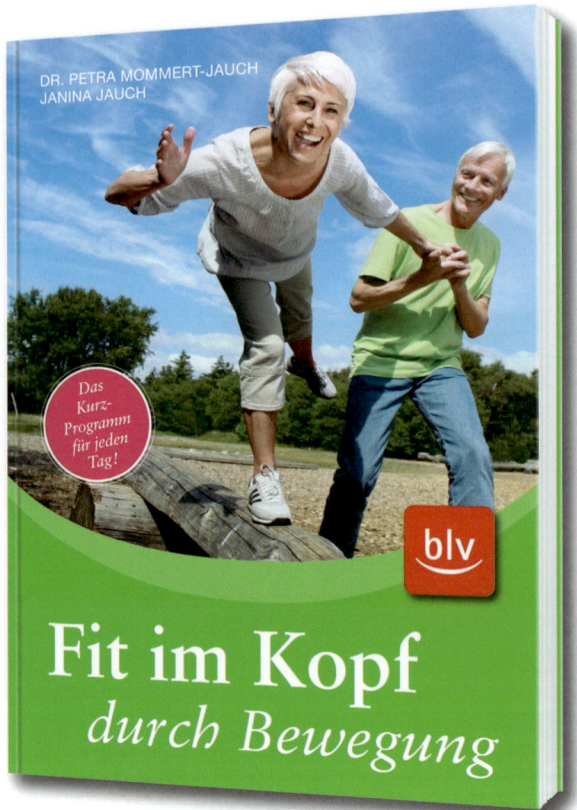

Petra Mommert-Jauch / Janina Jauch
Fit im Kopf durch Bewegung
Nur wenige Minuten täglich üben – für mehr Kreativität und Intelligenz ·
Kurze, gezielte Bewegungsübungen, die das Gedächtnis, die Konzentration
und die Koordination verbessern · Extra: drei Übungsprogramme – im
Sitzen, Stehen und Gehen.
ISBN 978-3-8354-0583-7

Bücher fürs Leben.